"최고의 명의는 내 손 안에 있다."

인간은 본능적으로 자신이 불편한 곳에 손이 가게 마련이고, 그 부위를 자극하여 스스로를 고치도록 설계되어 있다. 그래서 혹자는 엄지손가락을 신이 인간에게 내려준 최고의 진단 도구이자 치료 도구라 부른다. 근골격계 통증 중에 허리, 어깨, 무릎 통증이 전체의 약 90%를 차지하는데, 책에서는 허리, 어깨, 무릎 통증의 근본 원인을 편안한 그림으로 그려서 어디를 어떻게 눌러야 통증이 해결되는지를 쉽게 표현하였다. 무턱대고 통증 부위만 누르는 것이 아니라, 통증을 일으키는 근본 원인을 찾아 누르라고 제안한다. 내가 어디가 아플 때 책에서 찾아 그림에 설명된 대로 손으로 눌러보면 스스로를 치유시키는 데 도움을 줄 수 있다.

— **유재욱**, 재활의학과 원장

통증은 문제가 생긴 몸이 보내는 일종의 신호라 할 수 있다. 하지만 많은 분들이 통증의 이유를 알지 못해서 해결하지 못하는 경우가 많은데, 이 책이 통증으로 힘들어하는 분들에게 많은 도움이 될 수 있을 것이다. 아픈 곳의 정확한 원인을 찾고 부드럽게 풀어줄 수 있는 통증 해결법, 즉 '트리거 포인트 이완법'을 소개하는 이 책은 통증이 일어나는 신체의 메커니즘을 알기 쉽게 풀어줌으로써 독자 스스로 통증의 원인을 찾아 해결할 수 있도록 도와준다. 특히 근육과 관절의 통증으로 고생하는 분에게는 무척이나 실용적이고 유용한 책이 될 것이다.

— **김소형**, 한의학 박사(김소형한의원 원장)

# 통증이 사라진다!

사코다 카즈야 지음
황혜연 옮김

## 10초 트리거 포인트 누르기

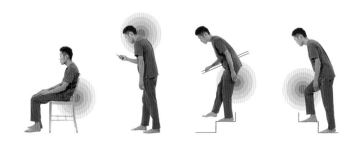

TRIGGER POINT

흐름출판

# 누르는 것만으로
# 통증을 치료할 수 있다

"허리가 아파서 병원에 가도 '엑스레이상으로는 뼈에 문제가 없다'며 찜질이나 진통제를 처방해주는 게 다예요. 얼마 안 가서 다시 아프고…."

"만성 어깨결림 때문에 전기치료랑 마사지를 받고는 있는데, 효과는 잠깐이더라고요. 언제까지 치료를 다녀야 하나 막막하죠."

병원이나 치료원에 다녀도 통증은 일시적으로 누그러질 뿐이다. 평생 통증과 함께 살아야 하나 싶어 눈앞이 캄캄하다. 나를 찾아오는 환자 중에는 이러한 고민을 호소하는 사람이 많다. 만성 통증의 '완치'를 신조로 삼고 있는 나는, 우선 면밀한 상담을 통해 통증의 원인이 어디에 있는지 파악한다.

그러고 나서 모두가 오랫동안 안고 있던 통증을 '눌러서' 치료한다. 누르는 방법을 쓰는 이유는 통증이 발생할 정도의 몸이라면 스트레칭조차 할 수 없는 경우가 많기 때문이다.

딱딱하게 움츠러든 근육을 풀어서 유연성을 되찾는 것이 스트레칭의 목적이다. 나 또한 환자를 치료할 때 스트레칭을 이용하지만, 그 전에 반드시 누르는 단계를 거친다. 누르는 방법을 이용하면 통증의 원인에 훨씬 직접적으로 접근할 수 있기 때문에 치료 효과가 더욱 크고 뚜렷하다. 특히 사십견이나 오십견, 무릎이나 엉덩관절(고관절) 등에서 유발되는 통증은 안타깝게도 스트레칭으로는 잡을 수 없다. 우선 눌러서 풀어주어야만 뻣뻣하게 굳은 근육의 긴장을 이완시킬 수 있다.

누르는 치료법의 장점은 다음과 같다.

- **스트레칭조차 하기 힘든 몸의 통증을 잡을 수 있다.**
- **훨씬 쉽고 빠르게 확실한 효과를 얻을 수 있다.**

해묵은 통증을 눌러서 치료해온 결과, 나는 '요통 버스터buster'라고 불릴 만큼 수많은 환자를 완치로 이끌었다.

# 아픈 부위를
# 백날 눌러봐야 소용없다

환자에게 가장 먼저 일러두는 사실이 있다. **통증을 느끼는 부위는 통증의 진짜 원인이 아니라는 것이다.**

목이나 어깨가 결릴 때, 환자는 자기도 모르게 목과 어깨의 아픈 부분을 누르거나 풀어주곤 한다. 마사지를 받으러 가도 어깨가 결린다고 하면 어깨를 중심으로 주무른다. 물론 잠깐은 편해지기 때문에 긴장을 풀기에는 좋지만, 완치까지는 이르지 못한다. 왜냐하면 통증의 원인은 다른 곳에 있기 때문이다.

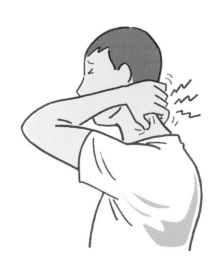

당장은 통증이 누그러질지 몰라도 금세 다시 말썽을 부린다. 원인을 제거하지 않았으니 당연한 일이다.


## 우선 수도꼭지를 잠그자!


몸을 화장실 세면대, 통증을 물이라고 상상해보자.

지금 우리 몸이라는 세면대에서는 통증이라는 물이 흘러넘치고 있다. 물이 넘칠 때 가장 먼저 할 일은 무엇일까?

그렇다. 수도꼭지를 잠그는 것이다. 그다음에 물을 퍼내서 버리면 된다.

통증도 마찬가지다. 물을 퍼내서 버리는 일, 즉 통증을 없애는 것도 중요하지만, 더 중요한 것은 수도꼭지를 잠그는 일이다! 수도꼭지를 잠그지 않는 한 물은 다시금 싱크대에서 흘러넘치게 되어 있다.

마사지나 진통제로 통증을 가라앉히는 것은 물을 퍼내는 것과 같다. **원인을 없애지 않는 한 몸에서 넘치는 통증은 멈추지 않는다.**

이러한 악순환을 끊기 위해서는 우선 수도꼭지를 잠가서 통증의 원인을 바로잡아야 한다. 누를 곳은 아픈 곳이 아니라 통증의 원인이 되는 곳이다.

# 목결림과 어깨결림의 원인은 위축된 몸 앞쪽 근육이다

목결림과 어깨결림의 원인은, 구체적으로 말하면 바로 가슴과 겨드랑이에 있다.

책상에 앉아서 일하거나 요리와 같은 집안일을 할 때, 어깨는 앞으로 움츠러들고 팔은 안쪽으로 틀어진다. 스마트폰을 볼 때도 마찬가지다. 몸을 안쪽으로 굽히지 않으면 손가락 끝에 힘이 들어가지 않기 때문이다. 고개를 숙이고 어깨와 팔을 비튼 자세로 가만히 있다

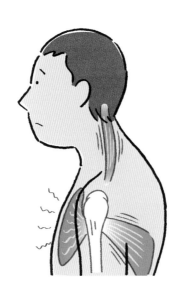

보면, 가슴과 겨드랑이 근육에 부담이 쌓여서 근육이 긴장하여 단단하게 위축된다. 이 상태가 몇 시간씩 계속되면 **근육은 위축된 채로 뻣뻣하게 굳는다.** 이러한 현상을 '단축고정locked-short'이라고 한다.

우리 몸은 연결되어 있어서 가슴과 겨드랑이 근육이 위축되면 자연스레 목과 어깨 근육은 팽팽하게 늘어난다. **늘어난 근육이 그대로 굳어버리는 현상을** '신장고정locked-long'이라고 한다.

통증은 근육이 팽팽해진 목이나 어깨에서 나타나지만, 통증의 원인은 수축한 가슴과 겨드랑이 근육에 있는 것이다.


## 누를 곳은 '트리거 포인트'

통증을 유발하는 지점을 '**트리거 포인트**'라고 한다.

목결림과 어깨결림을 치료하려면 팽팽하게 늘어나서 신장고정된 목이나 어깨가 아니라, 단단하게 움츠러들어 단축고정된 가슴과 겨드랑이 아래 근육을 풀어서 부드럽게 만들어야 한다. 하지만 딱딱하게 굳은 근육은 쉽게 풀리지 않는다.

그래서 '누르는' 것이다.

**통증의 원인을 먼저 정확히 눌러서 부드럽게 푸는 통증 치료법,** 바로 이 책에서 소개할 '트리거 포인트 이완'이다.

# 통증의 원인은 두 종류다

**환자가 통증을 가장 많이 호소하는 다섯 부위**

| 1위 | 2위 | 3위 | 4위 | 5위 |
|-----|-----|-----|-----|-----|
| 목 | 허리 | 무릎 | 어깨 | 엉덩관절 |

근육 유래 & 관절 유래 · · · · · · · · 관절 유래

이 표는 환자가 통증을 가장 많이 호소하는 다섯 부위를 보여준다. 이들 통증의 원인은 크게 두 가지로 나뉜다.

하나는 근육과 관절이 모두 원인인 통증으로, 표에서 보면 목과 허리가 이에 해당한다. 다른 하나는 관절이 원인인 통증으로, 무릎과 어깨와 엉덩관절이 여기에 속한다. 다시 말해, 같은 통증이라도 근육에서 오느냐 관절에서 오느냐에 따라 드러나는 방식이 다르다.

## 근육과 관절에서 오는 통증

지금 한번 목이나 허리를 좌우로 기울이거나 돌려보자. 당기는 듯한 통증이 느껴지는 쪽과 뭉친 듯한 통증이 느껴지는 쪽으로 나뉠 것이다.

당기는 통증은 근육이 팽팽하게 당겨져 있기 때문에 나타난다. 즉, 근육에서 오는 통증이다.

반대쪽에서 느껴지는 뭉친 듯한 통증과 부딪히는 것처럼 어색한 느낌은, 목뼈나 허리뼈가 너무 많이 움직이기 때문에 나타난다. 관절에서 오는 통증이라고 할 수 있다.

목과 허리 통증은 근육과 관절이라는 두 가지 원인에서 유래한다.


## 관절에서 오는 통증

무릎과 어깨, 엉덩관절 통증은 관절이 부드럽게 움직이지 못할 때 나타난다. 단단하게 굳은 관절 주변 근육이 관절의 자연스러운 움직임을 방해하는 것이다. 그 결과 잘못된 방법으로 관절이 움직여서 통증이 나타난다.

## 어떤 통증이든 근육을 풀어서 치료한다

　사람의 관절에는 몸을 움직이기 위해 '반드시 움직여야 하는' 가동범위가 넓은 관절과 '움직여서는 안 되는' 가동범위가 좁은 관절이 있다.

　목뼈와 허리뼈는 가동범위가 좁은 관절에 속하며, 어깨뼈와 등뼈, 엉덩관절과 같이 가동범위가 넓은 관절이 목뼈와 허리뼈의 움직임을 돕는다. 그런데 가동범위가 넓은 관절이 움직이지 않으면 목뼈와 허리뼈가 지나치게 많이 움직여 통증이 발생한다. 즉, **관리해야 하는 트리거 포인트는 가동범위가 넓은 관절**인 셈이다.

　관절을 움직이는 것도, 움직이지 않도록 하는 것도 근육이다. 통증에서 벗어나 본연의 움직임을 되찾기 위해서 할 일은 단 하나, **트리거 포인트가 이완되도록 위축된 근육을 눌러 부드럽게 풀어주는 것**이다.

# 관절에 따른 가동범위

**가동범위가 좁다**
움직여서는 안 되는 관절

**가동범위가 넓다**
움직여야 하는 관절

목뼈

어깨뼈★

등뼈★

허리뼈

엉덩관절★

무릎

★관리해야 하는
트리거 포인트

발목관절★

# 트리거 포인트 이완의 핵심은 누르는 지점이다

트리거 포인트를 이완하는 데 중요한 것은 누르는 곳, 즉 트리거 포인트의 위치다.

트리거 포인트는 대부분 **근육과 힘줄의 경계 부분인 '근건이행부'**에 있다. 근육 그림을 보면 붉은 부분에서 끝으로 갈수록 점점 하얗게 바뀌는데, 붉은색과 하얀색이 만나는 부분이 바로 근건이행부다.

트리거 포인트를 누를 때는 기본적으로 손가락을 쓰지만, 손이 닿기 어려운 부분은 테니스공을 사용한다.

옳은 지점을 눌렀는지 확인하고 싶다면 트리거 포인트를 한 군데 이완할 때마다 **누르기 전과 누른 후의 통증을 비교**해 보자. 통증이 그대로라면 잘못된 지점을 눌렀을 가능성이 있으니 다시 한번 정확한 트리거 포인트를 확인한 후 시도해보자.

# 손가락으로 누르기

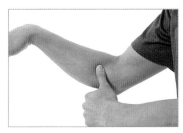

엄지손가락으로

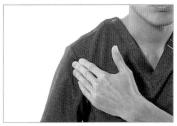

세 손가락으로

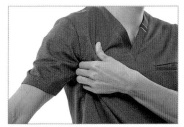

다섯 손가락으로 쥐어짜듯

# 공으로 누르기

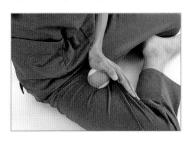

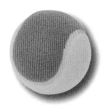

공은 테니스공으로 충분하다.

# 트리거 포인트를
# 이완하는 방법

### STEP 1 트리거 포인트를 누른다

우선 '자가진단'을 통해 어느 쪽이 아픈지, 통증은 어느 정도인지 알아보자.

다음으로 본문 속 〈트리거 포인트는 여기!〉에서 통증의 원인을 확인하자. 여러 가지 원인이 나와 있는데, 효과가 높은 순으로 번호가 매겨져 있으니 차례대로 이완하면 된다.

우리 몸은 연결되어 있어서 아픈 곳이 다르더라도 트리거 포인트는 같을 수 있다.

본문에 표현된 그림을 보면 각 트리거 포인트가 어디에 있는 근육인지, 그중에서도 어디를 눌러야 하는지 표시되어 있다. 위치를 얼추 파악한 다음 〈발견 포인트!〉에서 확인하자.

트리거 포인트를 누르는 방법은 두 가지 있다.

하나는 트리거 포인트를 10초 동안 누르는 간단한 방법이다. 지속적으로 압력을 가해 근육을 풀어주는 것이다. 이때 아프면서 시원한 느낌이 든다면 이 단계까지만 해도 좋다.

유난히 통증이 심한 사람이라면 천천히 다음 단계를 따라 해보자.

## 트리거 포인트 이완의 3단계

### STEP 1
**트리거 포인트를
누른다**

통증의 원인이 되는 부위를 눌러서 지속압을 10초간 가한다. 아프면서 시원하다면 여기까지만 해도 되지만, 좀 더 자극이 필요하다면 동작을 추가하여 눌러보자.

### STEP 2
**통증 부위의
혈류를 높인다**

이 단계는 반드시 트리거 포인트를 누른 다음에 들어가야 한다. 팽팽하게 늘어난 근육을 자극하여 혈액순환을 돕는다.

### STEP 3
**바른 자세를
만든다**

통증은 잘못된 생활습관에서 온다. 기껏 사라진 통증이 다시 돌아오지 않도록 바른 자세와 더불어 일상생활에서 올바르게 움직이는 법을 습관화하자.

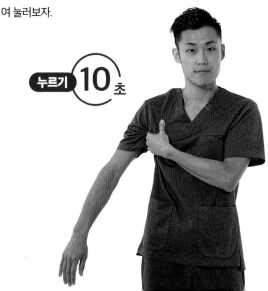

누르기 **10**초

좀 더 강하게 누르고 싶다면 두 번째 방법으로, 동작을 더하여 5회 누른다.

단, 통증이 심한데도 억지로 참으면서 누를 필요는 없다.

우선 10초간 누르는 방법을 통해 근육이 풀리고 통증이 완화되는 느낌을 받고 나서, 더 풀어주고 싶다면 동작을 더하여 누르는 방법을 실시하면 된다.

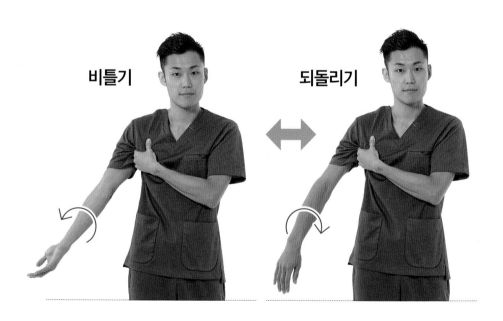

비틀기　　　　　　　되돌리기

## STEP 2 통증 부위의 혈류를 높인다

두 번째 단계에 들어가기에 앞서, 반드시 통증을 유발하는 트리거 포인트를 부드럽게 풀어주자. 원래대로라면 통증이 느껴지는 곳은 절대로 직접 눌러서는 안 된다! 도리어 몸살이 나기도 하고, 최악의 사태로는 근육이 파열될 위험까지 있기 때문이다. 하지만 단축고정된 근육을 부드럽게 이완한 뒤에 통증이 나타나는 부위를 가볍게 자극하면, 혈액순환을 돕는 동시에 팽팽해진 근육을 원래대로 되돌리는 효과가 있다.


## STEP 3 바른 자세를 만든다

세 번째 단계는 잘못된 생활습관 탓에 통증이 나타나기 쉬운 목과 허리에 해당한다.

아픈 쪽 트리거 포인트를 이완하고 반대쪽도 똑같이 풀어주어 몸의 좌우 균형을 맞춘 다음 바른 자세를 잡아보자.

근육 상태와 관절의 움직임을 회복하고 몸을 바르게 사용하는 습관을 들이면 **통증을 뿌리 뽑을 수 있다.**

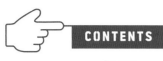

# CONTENTS

## 차례

 **PART 1** 목이 아플 때(목결림·어깨결림)

**STEP 1** 트리거 포인트를 누른다

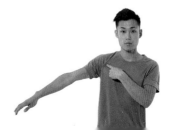

## PART 2 허리가 아플 때

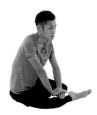

# PART 3 무릎이 아플 때

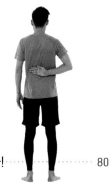

# PART 4 어깨가 아플 때(사십견·오십견)

# PART 6 생활습관 바로잡고 통증 없는 몸 만들기

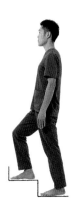

## 원리를 이해하면 효과는 더욱 높아진다!

이제부터는 트리거 포인트를 이완하는 구체적인 방법을 소개하려 한다. 앞장을 건너뛰고 이 부분부터 읽고 싶어 하는 사람이 많을 것이다.

물론 그렇게 해도 큰 문제는 없다. 하지만 앞에서 설명하는 트리거 포인트 이완의 이론을 읽고 나면, 통증 해소의 원리를 이해할 수 있어서 훨씬 적극적으로 따라 하게 되며 효과는 한층 높아질 것이다.

트리거 포인트 이완은 하루에 여러 번 반복해도 괜찮다. 몸을 사용한 다음 트리거 포인트를 눌러서 바른 상태로 되돌리는 습관을 만들면 지긋지긋한 통증에서 벗어날 수 있다.

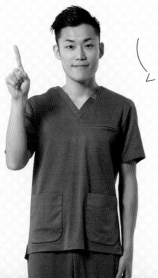

당신의 몸은
소중하니까요!

# PART
# 1

# 목이 아플 때

## (목결림·어깨결림)

목 통증은 근육과 관절에서 유래하는 통증이다. 목과 어깨는
이어져 있기 때문에 소위 만성 어깨결림을 앓는 사람도 여기
에 포함된다. 평소 구부정한 자세로 일하거나 등이 굽어 있는
사람이라면, 트리거 포인트를 하루에도 여러 차례 꾸준히 이
완함으로써 점차 통증에서 벗어날 수 있다.

# 트리거 포인트를 누른다

## 자 가 진 단

왼쪽과 오른쪽 중 어느 쪽이 아픈지 확인하고
더 아픈 쪽을 먼저 누르자.

- ☐ 목을 오른쪽(왼쪽)으로 기울이면 오른쪽(왼쪽)이
  뭉치고 아프다.
- ☐ 목을 왼쪽(오른쪽)으로 기울이면 오른쪽(왼쪽)이
  당기고 아프다.
- ☐ 목을 뒤로 젖히면 목 뒤쪽이 뭉치고 아프다.
- ☐ 목을 앞으로 숙이면 목 뒤쪽이 당기고 아프다.
- ☐ 목을 돌리면 걸리거나 부자연스러운 곳이 있고 아프다.

 **목이 너무 많이 움직인다!**

목뼈는 뼈와 뼈 사이가 굉장히 좁아서 가동범위가 작기 때문에 움직임이 크지 않다. 목뼈 아래에 있는 가동범위가 큰 등뼈와 어깨뼈가 움직이면서 목의 움직임을 보조한다. 그런데 등뼈와 어깨뼈가 움직이지 않으면, 목뼈가 과도하게 움직여서 통증이 발생하는 것이다.
통증을 없애기 위해서는 등뼈와 어깨뼈가 제대로 움직이도록 위축된 근육을 풀어줘야 한다.

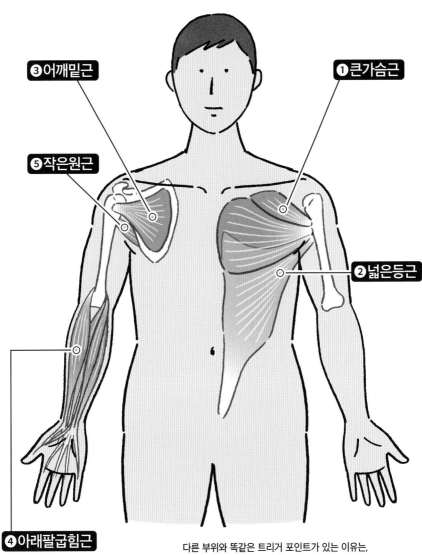

트리거 포인트는 여기!

❸어깨밑근

❶큰가슴근

❺작은원근

❷넓은등근

❹아래팔굽힘근

다른 부위와 똑같은 트리거 포인트가 있는 이유는, 하나의 원인으로 인해 여러 군데에서 통증이 나타나기도 하기 때문이다.

# 다섯 가지 트리거 포인트를 효과가 높은 순서대로 풀어가자.

# 큰가슴근을 누르자!

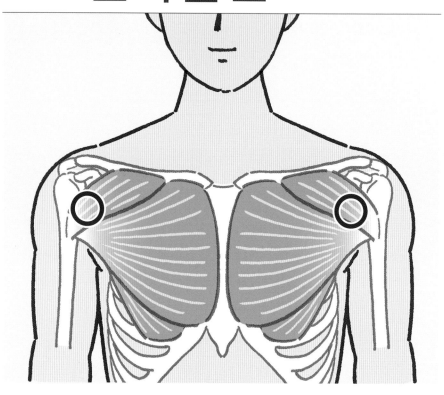

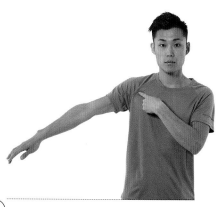

## 발견 POINT

큰가슴근은 몸 앞쪽에서 겨드랑
이 가까이에 있는 가슴 근육으로,
팔을 옆으로 들어 올리면 잡힌다.
올린 팔을 안쪽으로 비틀면 움직
임이 느껴지는 단단한 부분이다.

# 팔을 비튼 상태로 누른다

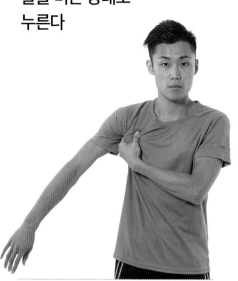

누르기 **10**초

◀ 아프면서 시원한 느낌이 든다면 여기까지만 해도 좋다.

팔을 안쪽으로 비틀고 엄지손가락과 나머지 손가락으로 큰가슴근을 쥔다. 그 상태에서 큰가슴근을 꽉 쥐어짜는 느낌으로 10초간 누른다.

# 누르면서 비튼다

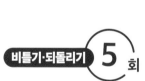

비틀기·되돌리기 **5**회

큰가슴근을 잡고 누른 상태에서 안쪽으로 비틀었던 팔을 바깥쪽으로 최대한 비튼다. 원위치로 돌아온다.

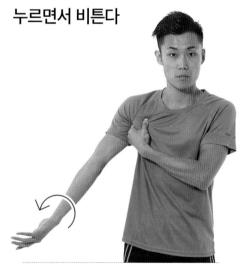

**치료사의 한마디!**

한 군데를 누를 때마다 자가진단 동작을 반복하며 아픈 정도를 확인하자. 통증이 가벼워졌다면 트리거 포인트를 제대로 눌렀다는 뜻이다. 통증이 그대로라면 다시 한번 정확한 트리거 포인트를 확인해 보자.

# 넓은등근을 누르자!

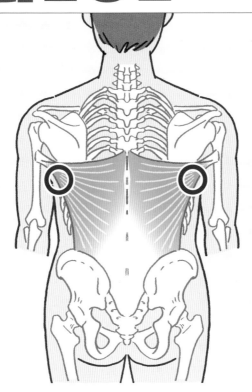

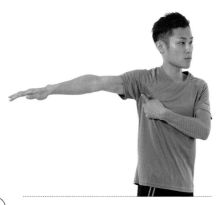

### 발견 POINT

넓은등근은 겨드랑이 아래 근육이다. 팔을 옆으로 들어 올리고 안쪽으로 약간 비틀면 단단해진다. 어깨뼈 방향으로 겨드랑이 안쪽에 최대한 가까운 곳이다.
허리와 어깨의 트리거 포인트이기도 해서, 여기를 누르면 허리와 어깨 통증도 완화된다.

# 팔을 비튼 상태로 누른다

누르기 **10**초

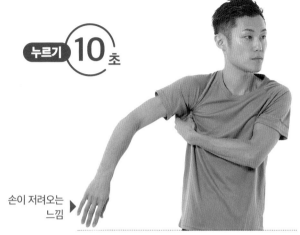

손이 저려오는
느낌 ▶

팔을 안쪽으로 비튼 상태에서 엄지와 검지로 넓은등근
을 잡고, 쥐어짜는 느낌으로 10초간 누른다.

# 누르면서 더욱 비튼다

비틀기·되돌리기 **5**회

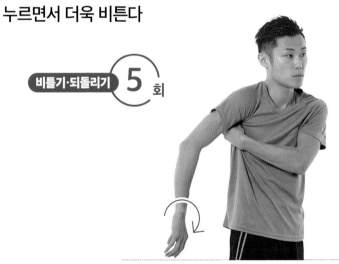

넓은등근을 누르면서 팔꿈치를 가볍게 돌려 손을 안쪽
으로 더욱 비튼다. 원위치로 돌아온다.

# 어깨밑근을 누르자!

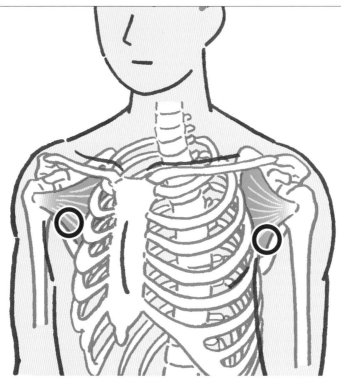

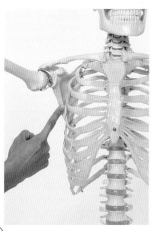

### 발견 POINT

어깨밑근은 어깨뼈 안쪽에 붙어 있는 근육이다. 팔을 옆으로 올리고 안쪽으로 살짝 비틀면 가장자리 부분이 드러난다.
어깨의 트리거 포인트이기도 하므로, 여기를 누르면 어깨 통증 완화에도 효과가 있다.

# 엄지손가락으로 누른다

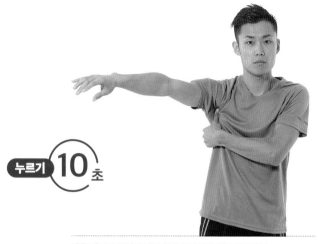

**누르기 10초**

팔을 옆으로 들어 올리고 안쪽으로 약간 비튼 상태에서
어깨밑근을 엄지손가락으로 10초간 지그시 누른다.

# 누르면서 비튼다

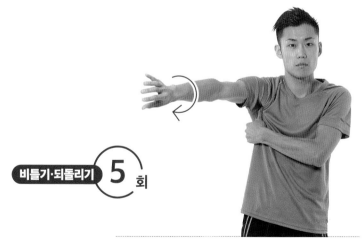

**비틀기·되돌리기 5회**

어깨밑근을 누르면서 팔을 조금 더 안쪽으로 천천히
비튼다. 원위치로 돌아온다.

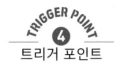

TRIGGER POINT
**4**
트리거 포인트

# 아래팔굽힘근을 누르자!

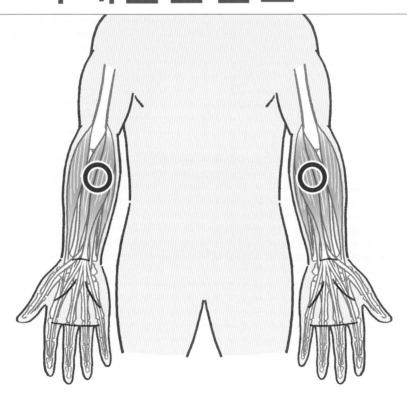

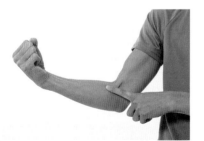

## 발견 POINT

아래팔굽힘근은 손과 팔꿈치 사이에 위치한다. 주먹을 쥐고 위로 올리면 단단해지는 부분이다. 손을 안쪽으로 비틀어도 단단해진다. 어깨의 트리거 포인트이기도 하므로, 여기를 누르면 어깨 통증도 완화된다.

# 엄지손가락으로 누른다

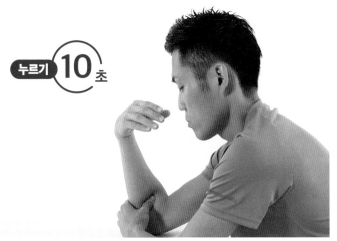

누르기 10 초

팔꿈치를 구부려서 평평한 곳에 올리고 아래팔굽힘근을
엄지손가락으로 10초간 누른다.

# 누르면서 비튼다

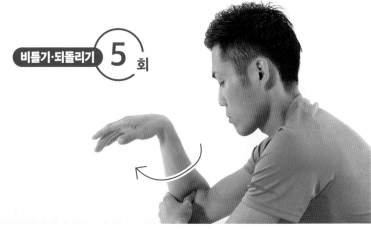

비틀기·되돌리기 5 회

아래팔굽힘근을 누르면서 손을 안쪽으로 비튼다.
원위치로 돌아온다.

여기에
어깨뼈와 척추 사이도 아프다면…

# 작은원근을 누르자!

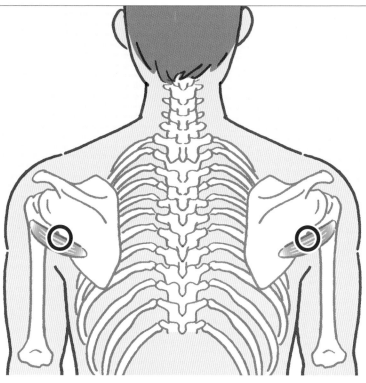

손가락 대신
테니스공을 써보자.
공을 스타킹에 넣어서 사용
하면 더욱 간편하다.

발견 **POINT**

작은원근은 어깨뼈 바깥쪽에
있다. 팔을 올렸을 때 팔 라인
과 등 라인이 이루는 각 아래
쪽의 우묵한 부분이다.
어깨의 트리거 포인트이기도
하므로, 여기를 누르면 어깨
통증 완화에도 효과가 있다.

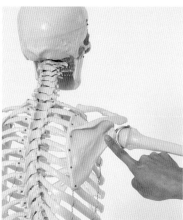

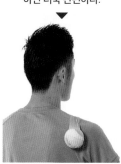

# 공을 대고
# 벽에 기대어 누른다

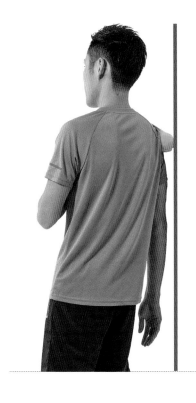

누르기 **10** 초

작은원근에 공을 대고 그
대로 벽에 기대어 10초간
누른다.

## 팔을 비튼다

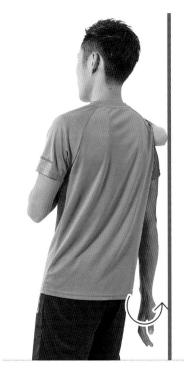

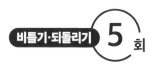

비틀기·되돌리기 **5** 회

공을 누르면서 벽 쪽 팔
을 몸 안쪽으로 비튼다.
원위치로 돌아온다.

# STEP 2 통증 부위의 혈류를 높인다

## 어깨올림근을 누르자!

뒤

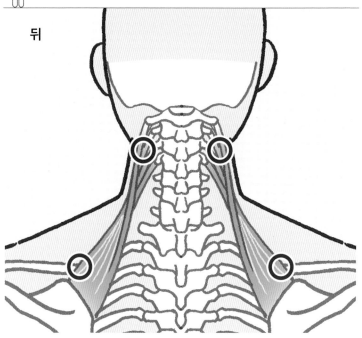

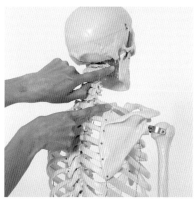

### 발견 POINT

어깨올림근의 트리거 포인트는 어깨뼈 윗각에서 살짝 위쪽 지점(어깨올림근과 어깨뼈가 연결되는 곳)과 목에서 귀 쪽으로 더 들어가다 보면 만져지는 단단한 뼈(꼭지돌기)에서 두 손가락 폭만큼 아래 지점, 두 곳이다.

## 어깨 쪽을 누르면서 목을 돌린다

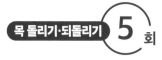

**목 돌리기·되돌리기** 5 회

어깨 쪽 어깨올림근 포인트를 세 손가락으로 누르면서, 누르고 있는 어깨 방향으로 목을 돌린다. 원위치로 돌아온다.

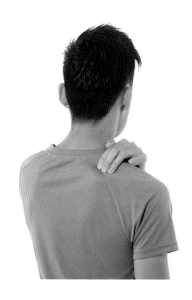

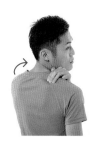

## 목 쪽을 누르면서 고개를 든다

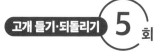

**고개 들기·되돌리기** 5 회

목 쪽 어깨올림근 포인트에 엄지손가락을 얹고 머리 중심을 향해 비스듬히 앞으로 누르면서 시선을 위로 향한다. 원위치로 돌아온다.

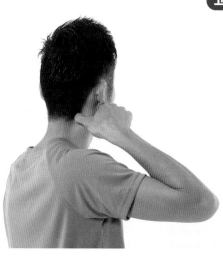

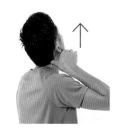

이제까지 아픈 쪽 근육을 풀어보았다. 그런데 바른 자세를 만들기 위해서는 반드시 몸의 좌우 균형을 맞춰야 한다.

반대쪽 근육도 같은 방식으로 풀어주고 나서 자세를 바르게 잡아보자.

바른 자세를 습관화하면 몸 안쪽으로 들어가 있던 어깨뼈와 머리가 원위치로 돌아온다. 새우등 또한 고칠 수 있다.

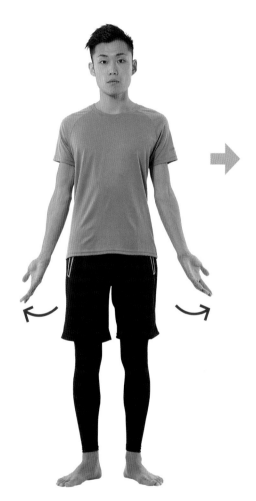

몸을 곧게 세우고 양손을 바깥쪽으로 비튼다. 발 방향은 신경 쓰지 않아도 된다.

# 어깨뼈와 머리 위치가 바로잡힌다!

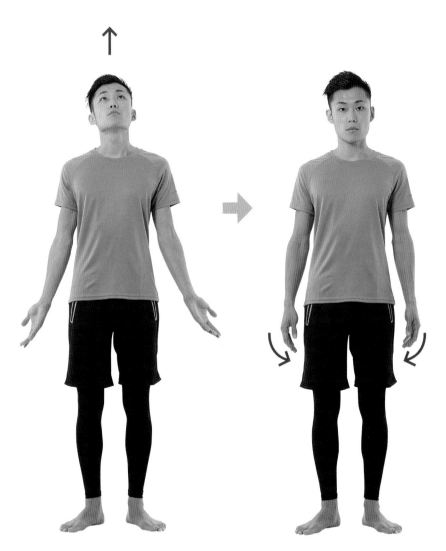

고개를 약간 들고 코로 한 번 크게 심호흡한다.

어깨 위치는 고정하고 양손을 자연스러운 상태로 되돌린 후 정면을 바라본다.

### 목을 움직일 때는 어깨뼈를 모으자!

어깨뼈와 머리의 올바른 위치란, 어깨뼈가 몸 중심으로 모여 있으며 머리가 곧게 앞을 향한 상태를 말한다.

어깨뼈는 열려 있으면 자연스럽게 움직이지 못하기 때문에 그만큼 목뼈의 움직임이 늘어난다.

목을 움직일 때는 어깨뼈가 제대로 모여 있는지 확인하자.

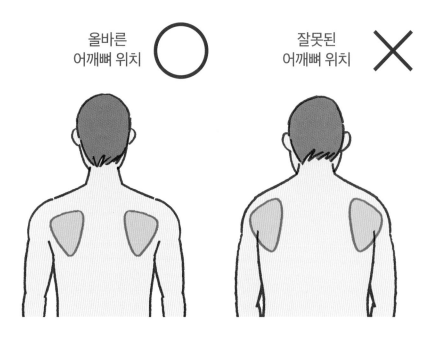

올바른
어깨뼈 위치 〇

잘못된
어깨뼈 위치 ✕

# 목결림·어깨결림과 새우등의 관계

## 목이나 어깨가 아픈 사람은 대부분 새우등이다

책상에 앉아서 일하거나 스마트폰을 볼 때, 대부분 사람들을 보면 머리는 앞으로 나오고 어깨는 안쪽으로 굽어서 등이 둥글게 말린다. 원래대로라면 몸 가운데로 모여서 목과 어깨를 곧게 받쳐주어야 하는 어깨뼈 또한 바깥쪽으로 열려 있다. 이 상태를 '새우등'이라고 한다.

어깨뼈가 바르게 움직이지 않으므로 그 아래에 위치한 등뼈도 움직이지 않게 되고, 목에만 부담이 가해진 결과 목과 어깨에 통증이 나타나는 것이다.

목결림이나 어깨결림으로 불편을 겪는 환자들은 하나같이 새우등이다.

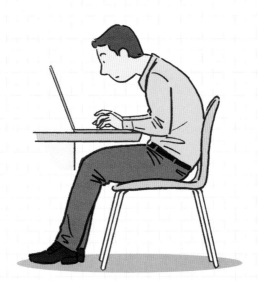

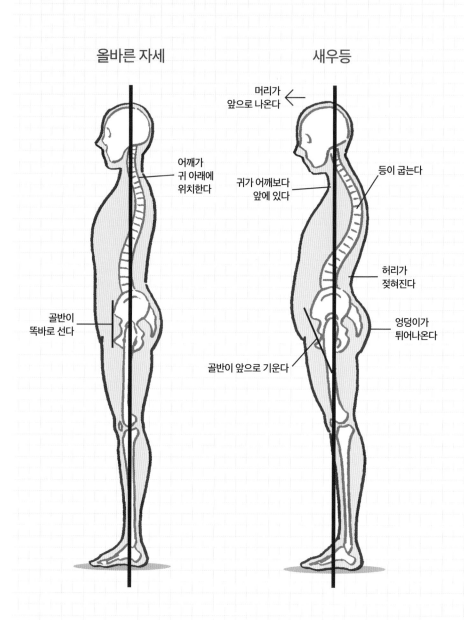

올바른 자세

새우등

머리가
앞으로 나온다 ←

어깨가
귀 아래에
위치한다

등이 굽는다

귀가 어깨보다
앞에 있다

허리가
젖혀진다

골반이
똑바로 선다

엉덩이가
튀어나온다

골반이 앞으로 기운다

## 머리 무게가 앞으로 치우치면 점점 새우등이 된다

옆 페이지의 그림을 보자. 바른 자세와 새우등의 차이는 굽은 등만이 아니다.

새우등의 특징을 하나 더 꼽자면, 골반이 앞으로 기울어져 있다는 것이다.

골반이 앞으로 기울어지면 엉덩관절은 앞으로 당겨지기 마련이다. 그 상태에서 똑바로 서려고 하면 자연스럽게 엉덩이가 뒤로 빠지고 허리는 앞으로 꺾인다. 이런 상태를 소위 '요추전만'이라고 한다.

인체의 무게중심은 머리끝부터 발끝까지 곧게 걸려야 정답이다. 그런데 머리 무게가 앞으로 치우치면, 몸은 균형을 맞추려고 하기 때문에 등은 굽고 골반은 기울어 점점 새우등이 된다.

그 결과, 어떻게 될까?

길에서 흔히 마주치는, 목과 어깨에 통증을 이고서 지팡이를 짚고 비척비척 걷는 노인이 되는 것이다.

## 스마트폰도 일자목을 만든다

목뼈는 원래 머리가 몸 바로 위에 놓이도록 완만히 휘어져 있다. 무거운 머리를 곧게 지탱하기 위해서다. 그런데 머리 무게가 앞으로 치우치는 새우등이라면, 목뼈의 곡선이 사라지고 뻣뻣하게 펴진 일자목으로 바뀌어 목과 어깨에 통증이 나타난다.

오랫동안 고개를 숙이고 스마트폰 화면을 보는 자세 또한 새우등과 마찬가지로 일자목을 유발하는 요인이다.

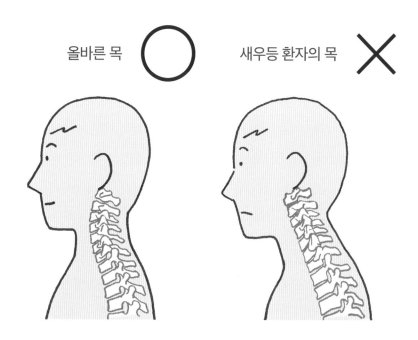

올바른 목 ○       새우등 환자의 목 ✕

# PART

## 2

# 허리가 아플 때

허리 통증은 근육과 관절에서 온다. 요추염좌, 척추분리증, 척추전방전위증, 추간판탈출증(허리디스크) 등 허리 통증을 일컫는 말은 많지만, 악화하는 방식이 다를 뿐 속을 들여다보면 원인은 모두 같다.

트리거 포인트를 이완하여 허리 통증의 원인을 바로잡자.

# STEP 1 트리거 포인트를 누른다

## 자 가 진 단

왼쪽과 오른쪽 중 어느 쪽이 아픈지 확인하고,
더 아픈 쪽을 먼저 누르자.
자가진단은 또한 각 트리거 포인트를 이완한 후에
통증을 확인하는 척도로 이용한다.

- ☐ 허리를 앞으로 기울이면, 허리나 다리가 당기고 아프다.
- ☐ 허리를 뒤로 젖히면, 허리가 뭉치고 아프다.
- ☐ 허리를 좌우로 기울이면, 반대쪽이 당기고 아프다.
- ☐ 허리를 좌우로 돌리면, 돌린 쪽이 뭉치고 아프다.

## 원인 허리가 너무 많이 움직인다!

허리뼈는 원래 움직임이 많은 부위가 아니다. 엉덩이와 배근육(복근), 등과 허벅지 같은 부위에서 허리를 지탱하며 함께 운동하여 몸을 움직인다.
그런데 움직여야 할 엉덩관절이나 등뼈, 어깨뼈가 제대로 움직이지 않으면 허리뼈가 과도하게 움직여서 통증이 발생하는 것이다.
허리를 지지하는 뼈와 관절이 부드럽게 움직이도록 위축된 근육을 풀어주자.

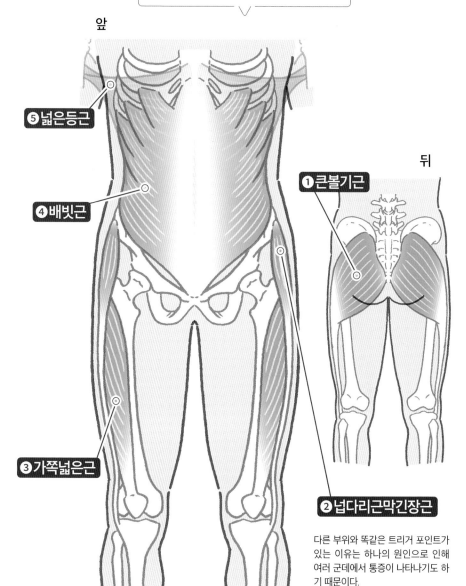

트리거 포인트는 여기!

앞

⑤ 넓은등근

④ 배빗근

③ 가쪽넓은근

뒤

① 큰볼기근

② 넙다리근막긴장근

다른 부위와 똑같은 트리거 포인트가 있는 이유는 하나의 원인으로 인해 여러 군데에서 통증이 나타나기도 하기 때문이다.

# 다섯 가지 트리거 포인트를 효과가 높은 순서대로 풀어가자.

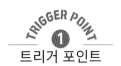
# 큰볼기근을 누르자!

뒤

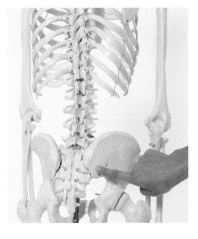

발견 POINT

큰볼기근은 엉덩이 위쪽 튀어
나온 뼈(위뒤엉덩뼈가시)에서 두
손가락 폭만큼 바깥쪽을 향해
비스듬히 내려가면 있다. 만져
보면 단단하게 뭉쳐 있다.
엉덩관절의 트리거 포인트이
기도 하므로, 여기를 누르면
엉덩관절 통증도 완화된다.

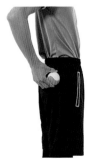

## 바닥에 누워서 공을 댄다

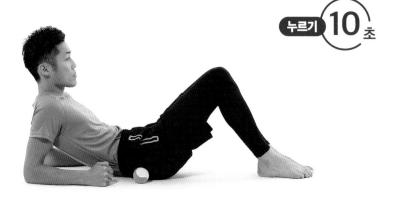

**누르기 10초**

바닥에 누워서 큰볼기근에 공을 댄다.
양 팔꿈치로 바닥을 짚고 공에 체중을 실어 10초간 누른다.

## 누르면서 더욱 비튼다

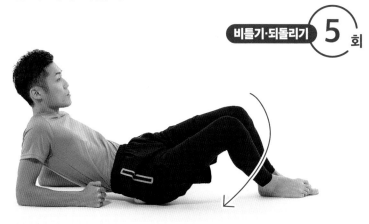

**비틀기·되돌리기 5회**

공을 댄 쪽으로 양 무릎을 기울여서 공에 체중을
더욱 강하게 싣는다. 원위치로 돌아온다.

**치료사의 한마디!**

한 군데를 누를 때마다 자가진단 동작을 반복하며 아픈 정도를
확인하자. 통증이 가벼워졌다면 트리거 포인트를 제대로 눌렀
다는 뜻이다. 통증이 그대로라면 다시 한번 정확한 트리거 포인
트를 확인해 보자.

# 넙다리근막긴장근을 누르자!

앞

## 발견 POINT

넙다리근막긴장근은 허리에
손을 올리면 골반 앞쪽에 만져
지는 튀어나온 뼈(위앞엉덩뼈가
시)와 허벅지 시작 부분에서 몸
바깥쪽으로 튀어나온 뼈(큰돌
기) 사이에 있는 근육이다.
무릎과 엉덩관절의 트리거 포
인트이기도 해서, 여기를 누르
면 무릎과 엉덩관절 통증도 부
드러워진다.

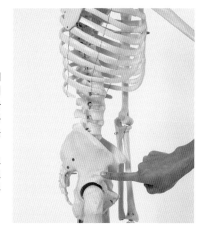

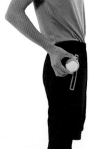

# 바닥에 누워서 공을 댄다

누르기 **10**초

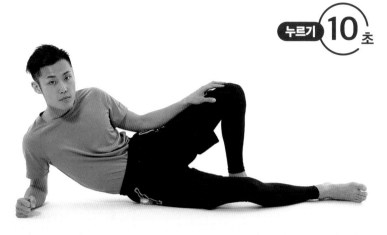

바닥에 옆으로 누워서 팔꿈치로 바닥을 짚고
넙다리근막긴장근에 공을 댄다.
공에 체중을 실어 10초간 누른다.

# 몸을 틀면서 배꼽을 앞으로 내민다

틀기·되돌리기 **5**회

고개를
숙이지 말 것!

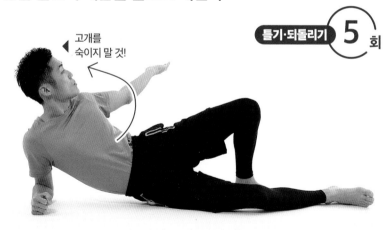

공에 체중을 실은 상태에서 몸 위쪽 팔의 손바닥을 위로 향하고
상체를 공 반대쪽으로 틀면서 배꼽을 앞으로 내민다.
원위치로 돌아온다.

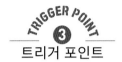

# 가쪽넓은근을 누르자!

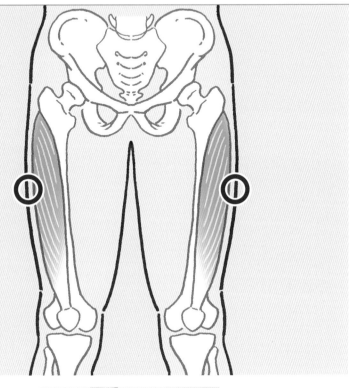

앞

### 발견 POINT

가쪽넓은근은 허벅지 시작 부
분에서 몸 바깥쪽으로 튀어나
온 뼈(큰돌기)와 무릎 바깥쪽으
로 튀어나온 뼈(넙다리뼈 가쪽관
절융기) 사이에 있는 근육이다.
만져보면 단단하다.

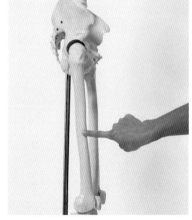

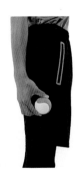

# 바닥에 앉아서 공을 댄다

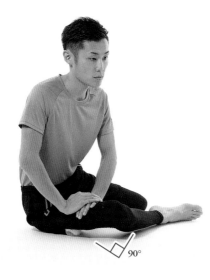

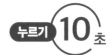

누르기 **10**초

바닥에 앉아서 무릎을 90도로 굽혀 바깥쪽으로 내리고 가쪽넓은근에 공을 댄다. 양손을 공 바로 위쪽 다리에 올리고 체중을 실어 10초간 누른다.

# 몸을 틀며 앞으로 숙인다

고개를
숙이지 말 것! ▶

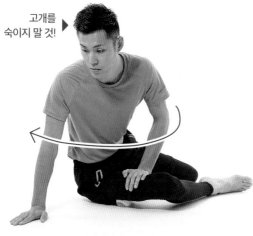

틀기·되돌리기 **5**회

공을 댄 쪽 손으로 바닥을 짚고, 상체를 바깥쪽으로 틀면서 앞으로 숙여 공에 체중을 싣는다. 원위치로 돌아온다.

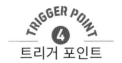

# 배빗근을 누르자!

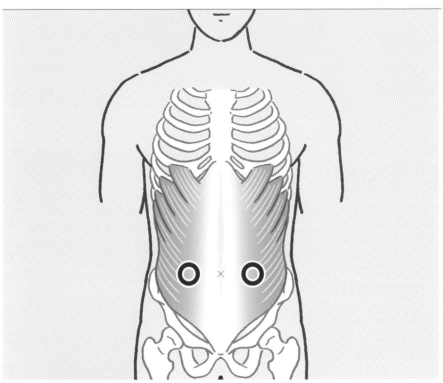

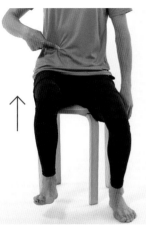

### 발견 POINT

배빗근은 앉아서 찾으면 쉽게 찾을 수 있다. 배꼽에서부터 옆으로 더듬어가다 보면 나오는 배근육의 바깥쪽 끝 지점이다. 무릎을 들면 단단해진다. 엉덩관절의 트리거 포인트이기도 하므로, 여기를 누르면 엉덩관절 통증 완화에도 효과가 있다.

# 등을 말고
# 양손의 세 손가락으로 누른다

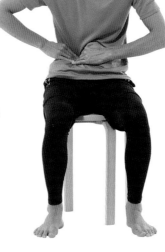

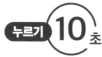 **누르기** (10) **초**

배빗근에 세 손가락을 찔러 넣는
다. 등을 둥글게 말고 세 손가락
위에 반대쪽 손가락을 겹쳐서 몸
뒤쪽을 향해 10초간 누른다.

# 몸을 비틀면서 앞으로 숙인다

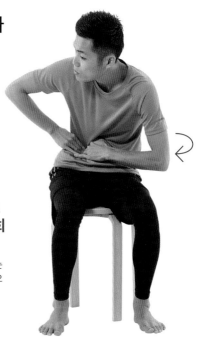

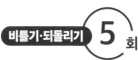 **비틀기·되돌리기** (5) **회**

배빗근을 누른 상태에서, 누르는
쪽으로 상체를 비틀면서 살짝 앞으
로 기울인다. 원위치로 돌아온다.

허리를 젖히거나 틀 때 아프다면…

# 넓은등근을 누르자!

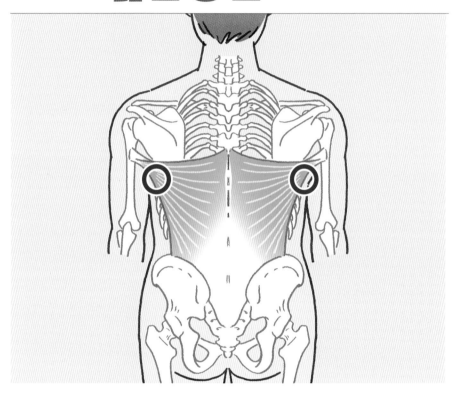

### 발견 POINT

넓은등근은 겨드랑이 아래 근육이다. 팔을 옆으로 들어 올리고 안쪽으로 약간 비틀면 단단해진다. 어깨뼈 방향으로 겨드랑이 안쪽에 최대한 가까운 곳이다.
목과 어깨의 트리거 포인트이기도 해서, 여기를 누르면 목과 어깨 통증도 완화된다.

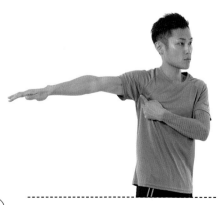

## 팔을 비튼 상태로 누른다

**누르기** (10)초

손이 저려오는
느낌 ▶

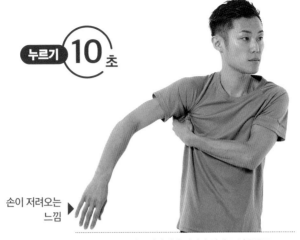

팔을 안쪽으로 비튼 상태에서 엄지와 검지로 넓은등근
을 잡고, 쥐어짜는 느낌으로 10초간 누른다.


## 누르면서 더욱 비튼다

**비틀기·되돌리기** (5)회

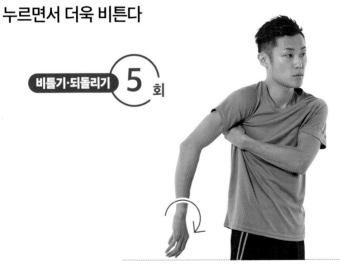

넓은등근을 누르면서 팔꿈치를 가볍게 돌려 손을 안쪽
으로 더욱 비튼다. 원위치로 돌아온다.

## 등허리근막을 누르자!

뒤

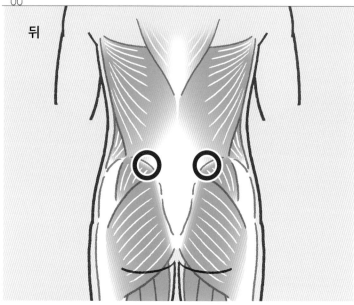

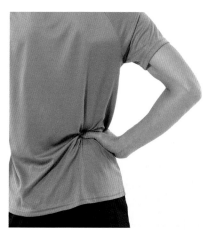

발견 POINT

등허리근막은 허리의 잘록한 부분에 손을 올리고 엄지손가락을 등뼈 방향으로 놓으면 부딪히는 곳이다. 허리를 만졌을 때 단단하게 뭉쳐 있는 부분이다.

# 엄지손가락으로 누르면서 상체를 비튼다

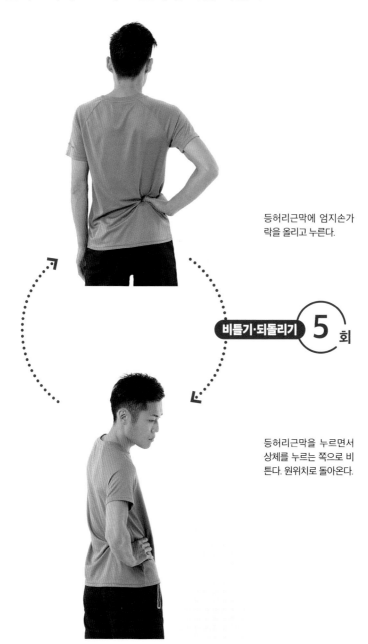

등허리근막에 엄지손가락을 올리고 누른다.

비틀기·되돌리기 **5**회

등허리근막을 누르면서 상체를 누르는 쪽으로 비튼다. 원위치로 돌아온다.

# 바른 자세를 만든다

STEP 1~2에서는 아픈 쪽 근육만을 풀었지만, 바른 자세를 잡기에 앞서 반드시 반대쪽 근육도 같은 식으로 풀어주어 몸의 균형을 맞추자.

골반이 앞이나 뒤로 기울어져 있으면, 원래 움직여야 하는 엉덩관절 대신 움직이면 안 되는 허리뼈가 과도하게 움직여 통증이 발생한다.

우선 골반이 곧게 선 바른 자세를 완벽히 익힌 다음, 그 상태에서 몸을 움직이는 습관을 들이자.

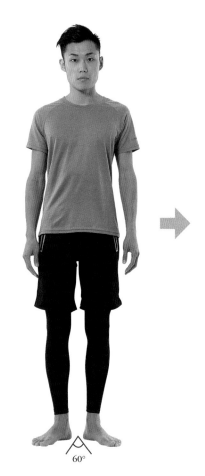

60°

양발이 약 60도 각도를 이루도록 벌리고 똑바로 선다.

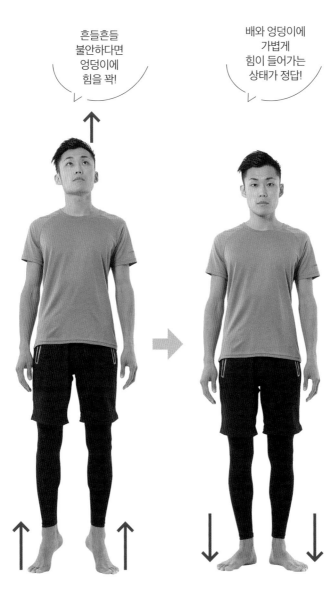

흔들흔들
불안하다면
엉덩이에
힘을 꽉!

배와 엉덩이에
가볍게
힘이 들어가는
상태가 정답!

비스듬히 위를 보고서 몸이 위로
당겨지듯 점차 까치발을 높이 들
다가 멈추는 지점을 찾는다.

발바닥 전체에 체중이 실리도록
뒤꿈치를 천천히 내리면서 정면
을 바라본다.

## 골반이 똑바로 서서 엉덩관절 위에 놓인다.

## 허리를 움직일 때는 골반을 세우자!

골반이 바로 서면 엉덩관절이 자연스럽게 움직이므로 허리뼈가 과도하게 움직이지 않는다.

몸을 앞으로 숙일 때는 엉덩이를 뒤로 빼고, 뒤로 젖힐 때는 배를 앞으로 내밀어서 골반이 앞이나 뒤로 기울지 않도록 유의하자.

허리를 틀거나 기울일 때도 의식적으로 엉덩이에 힘을 주는 것이 좋다.

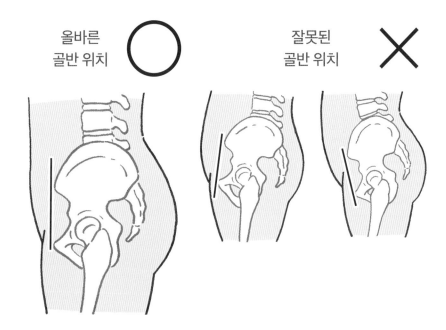

올바른 골반 위치 ○

잘못된 골반 위치 ✕

# 허리를 움직이는 올바른 방법

## 앞으로 숙일 때

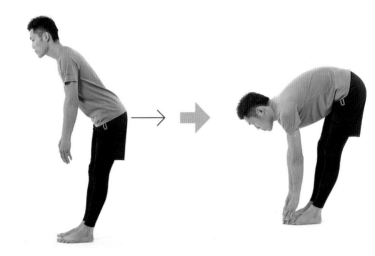

골반을 세우고 엉덩이를 뒤로 빼면서
몸을 숙인다.

## 뒤로 젖힐 때

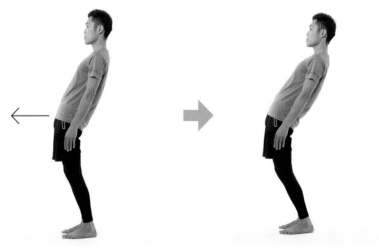

골반을 세우고 배를 앞으로 내밀면서
몸을 젖힌다.

# 허리를 삐끗하는 이유는 무엇일까?

### 갑작스러운 허리 통증, 요추염좌

허리를 삐끗하는 현상은 보통 몸을 앞으로 숙인 상태에서 허리를 비틀 때 일어난다.

상체를 숙이면 자연스럽게 엉덩이가 뒤로 나오기 때문에 엉덩관절이 잠겨서 움직이지 않는다. 그런데 그 상태에서 허리를 억지로 비틀려고 하면 잘 돌아가지 않는 허리뼈가 움직이게 된다. 이때 '삐끗!' 하고 허리뼈 관절에 통증이 발생하거나 주변 힘줄 또는 근육이 손상되는 것이다.

엉덩관절과 등뼈가 본연의 움직임을 되찾고 나면 허리를 움직일 필요가 없어져서 허리가 삐끗할 위험도 사라진다.

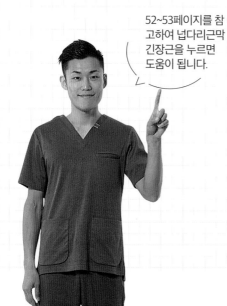

52~53페이지를 참고하여 넙다리근막긴장근을 누르면 도움이 됩니다.

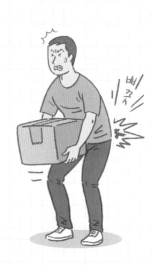

# 3

# 무릎이 아플 때

무릎 통증은 관절에서 유래한다. 장노년층은 물론이거니와 10대 운동선수 중에서도 무릎 통증을 호소하는 사람이 많다. 허리 통증과 함께 나타나는 경우도 적지 않다. 이렇게 스트레칭으로는 접근하기 어려운 관절 유래 통증에야말로 트리거 포인트 이완의 효과가 빛을 발한다.

# 통증의 원인은
# 틀어진 무릎 관절

무릎은 경첩관절 hinge joint의 일종으로, 위아래 일직선으로 굽히고 펴는 운동만 가능하다. 돌리거나 비틀 수 있는 관절이 아니다. 그런데 무릎 위쪽 엉덩관절과 아래쪽 발목관절처럼 비틀어져야 하는 관절이 제대로 움직이지 않으면, 무릎이 대신 비틀어지기 때문에 통증이 발생한다.

무릎이 아픈 사람을 보면 대부분 무릎이 발끝보다 안쪽으로 들어가 있다. 이러한 상태를 '니 인 토 아웃 knee-in toe-out'이라고 한다. 그야말로 무릎이 틀어져 있는 것이다.

통증을 해소하려면 무릎 주변 관절이 매끄럽게 움직이도록 만들어서 무릎이 틀어지지 않게끔 하면 된다. 뻣뻣하게 위축되어 발목관절과 엉덩관절의 움직임을 방해하는 근육들을 부드럽게 풀어보자.

# 니 인 토 아웃knee-in toe-out이란?

무릎이
똑바로 서 있다 ◯

무릎이 안쪽으로
틀어져 있다 ✕

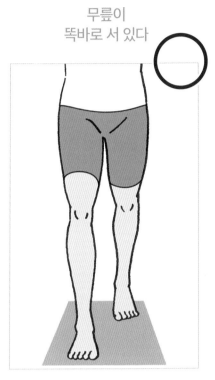

통증이 없다

통증이 발생한다

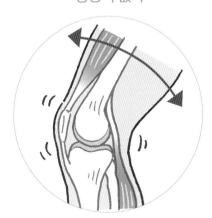

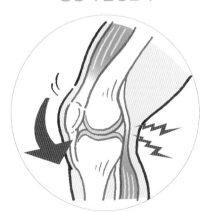

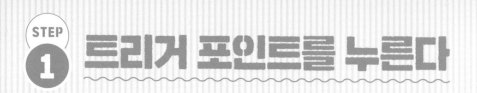

# STEP 1 트리거 포인트를 누른다

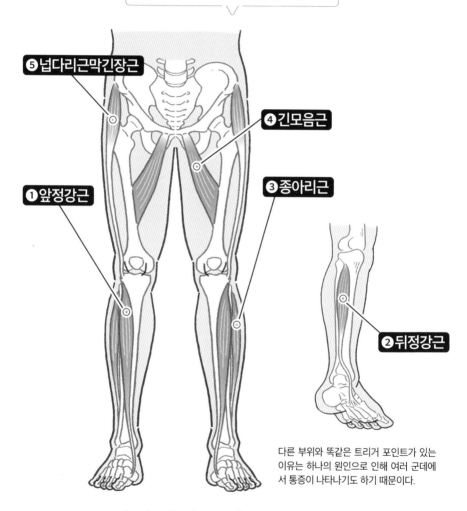

트리거 포인트는 여기!

❺ 넙다리근막긴장근

❹ 긴모음근

❶ 앞정강근

❸ 종아리근

❷ 뒤정강근

다른 부위와 똑같은 트리거 포인트가 있는 이유는 하나의 원인으로 인해 여러 군데에서 통증이 나타나기도 하기 때문이다.

**다섯 가지 트리거 포인트를
효과가 높은 순서대로 풀어가자.**

## ✔ 자 가 진 단

체중을 실었을 때 통증이 어느 정도인지 알아두자.
각 트리거 포인트를 이완한 후 통증을 확인할 때 기준이 된다.

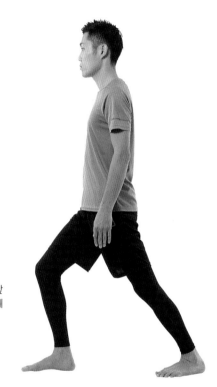

아픈 쪽 발을 앞
으로 내디디고 체
중을 싣는다.

## 무릎 통증의 자각증상

☐ 걸을 때 아프다.

☐ 무릎을 굽히고 펼 때 아프다.

☐ 계단을 오르내릴 때 아프다.

☐ 무릎을 꿇고 앉으면 아프거나
무릎을 꿇고 앉을 수 없다.

☐ 의자에서 일어날 때 아프다.

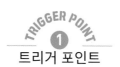
# 앞정강근을 누르자!

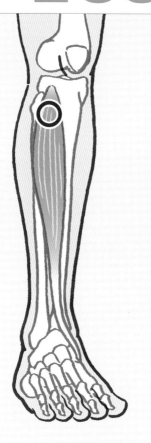

발견 **POINT**

무릎을 구부리면 무릎뼈 아래
에 볼록하게 튀어나오는 뼈가
있다. 앞정강근의 트리거 포인
트는 튀어나온 곳에서 두 손가
락 폭만큼 비스듬히 아래로 내
려가면 있다.

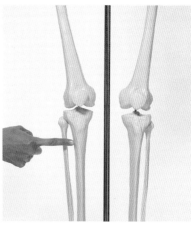

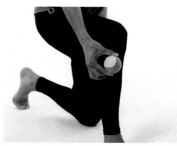

# 바닥에 앉아서 공을 댄다

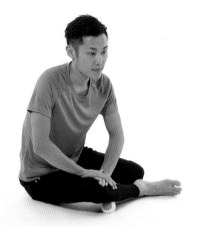

**누르기** **10**초

바닥에 앉아서 무릎을 굽혀 바깥쪽으로 내린 다음 앞정강근에 공을 댄다. 양손을 공 바로 위쪽 다리에 올리고 체중을 실어 10초간 누른다.

# 몸을 틀면서 앞으로 숙인다

고개를
숙이지 말 것! ▶

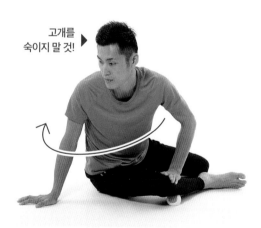

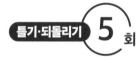

**틀기·되돌리기** **5**회

공을 댄 쪽 손으로 바닥을 짚고, 상체를 바깥쪽으로 틀면서 앞으로 숙여 공에 체중을 싣는다. 원위치로 돌아온다.

**치료사의 한마디!**

한 군데를 누를 때마다 자가진단 동작을 반복하며 아픈 정도를 확인하자. 통증이 가벼워졌다면 트리거 포인트를 제대로 눌렀다는 뜻이다. 통증이 그대로라면 다시 한번 정확한 트리거 포인트를 확인해 보자.

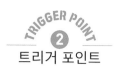

# 뒤정강근을 누르자!

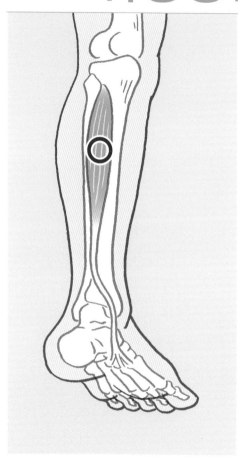

## 발견 POINT

뒤정강근은 장딴지 안쪽에 있
다. 발목 안쪽 복사뼈와 무릎
안쪽 튀어나온 뼈 사이, 정강
이뼈 가장자리에서 뒤쪽이다.

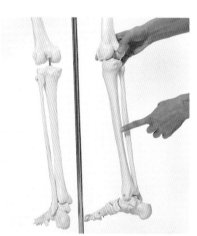

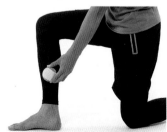

# 공을 대고 양손으로 누른다

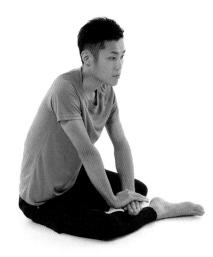

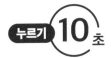
누르기 **10**초

바닥에 앉아서 무릎을 굽혀 바깥쪽으로 내린 다음 뒤정강근에 공을 댄다. 양손을 공에 올리고 체중을 실어 10초간 누른다.

# 공을 누르면서 발끝을 올린다

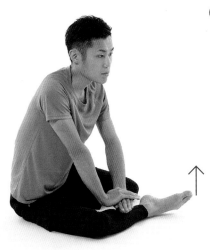

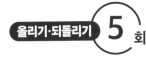
올리기·되돌리기 **5**회

공을 누른 상태에서 발끝을 위로 힘껏 올린다. 원위치로 돌아온다.

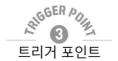
# 종아리근을 누르자!

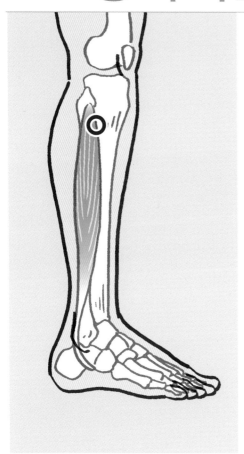

발견 POINT

종아리근은 앞정강근보다 조금 바깥 방향에 있다. 무릎 바깥쪽으로 튀어나온 뼈 아래의 앞부분이다.

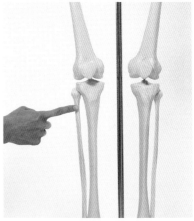

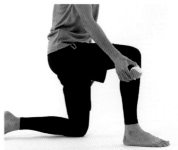

# 바닥에 앉아서 공을 댄다

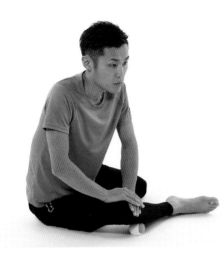

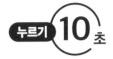

누르기 **10**초

바닥에 앉아서 무릎을 굽혀 바깥
쪽으로 내린 다음 종아리근에 공
을 댄다. 양손을 공 바로 위쪽 다
리에 올리고 체중을 실어 10초
간 누른다.

# 몸을 틀면서 앞으로 숙인다

고개를
숙이지 말 것!

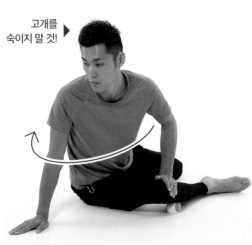

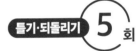

틀기·되돌리기 **5**회

공을 댄 쪽 손으로 바닥을 짚고,
상체를 바깥으로 틀면서 앞으로
숙여 체중을 싣는다. 원위치로 돌
아온다.

# 긴모음근을 누르자!

앞

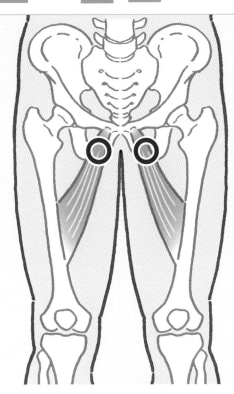

### 발견 POINT

긴모음근은 허벅지 안쪽 면에
서 엉덩관절 방향 한가운데에
있다. 근육이 불거져 있어서 만
져보면 단단하게 뭉쳐 있다.
엉덩관절의 트리거 포인트이기
도 해서, 이 부위를 누르면 엉덩
관절 통증도 부드러워진다.

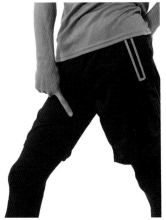

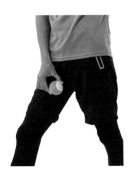

## 공을 대고 양손으로 누른다

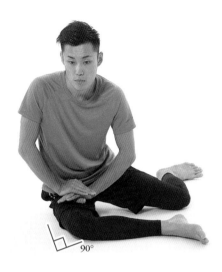

90°

누르기 **10**초

바닥에 앉아서 무릎을 90도로 굽히고 바깥쪽으로 내린 다음 긴 모음근에 공을 댄다. 양손을 포개서 체중을 실어 공을 10초간 누른다.

## 몸을 틀면서 앞으로 숙인다

고개를 숙이지 말 것!
▼

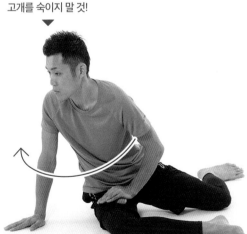

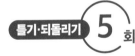

틀기·되돌리기 **5**회

공을 댄 쪽 손으로 바닥을 짚고, 상체를 바깥쪽으로 틀면서 앞으로 숙여 공에 체중을 싣는다. 원위치로 돌아온다.

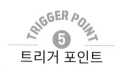
# 넙다리근막긴장근을 누르자!

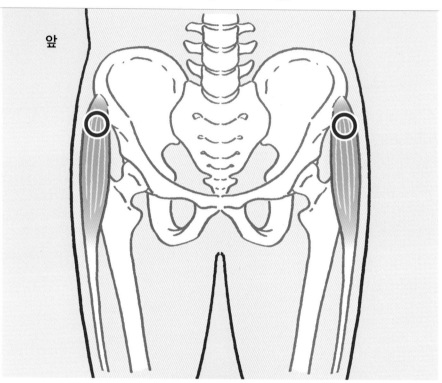

앞

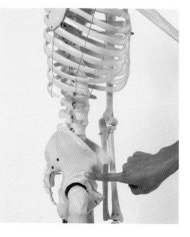

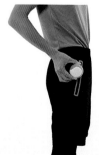

## 발견 **POINT**

넙다리근막긴장근은 허리에 손을 올리면 골반 앞쪽에 만져지는 튀어나온 뼈(위앞엉덩뼈가시)와 허벅지 시작 부분에서 몸 바깥쪽으로 튀어나온 뼈(큰돌기) 사이에 있는 근육이다.

허리와 엉덩관절의 트리거 포인트이기도 해서, 여기를 누르면 허리와 엉덩관절 통증도 부드러워진다.

# 바닥에 누워서 공을 댄다

누르기 **10**초

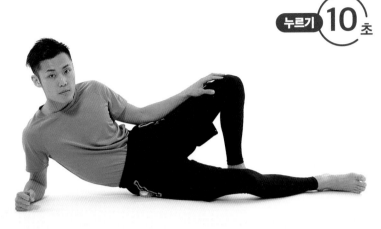

바닥에 옆으로 누워서 팔꿈치로 바닥을 짚고
넙다리근막긴장근에 공을 댄다.
공에 체중을 실어 10초간 누른다.

# 몸을 틀면서 배꼽을 앞으로 내민다

틀기·되돌리기 **5**회

고개를
숙이지 말 것!

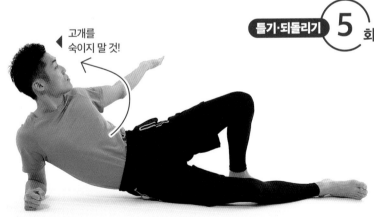

공에 체중을 실은 상태에서 몸 위쪽 팔의 손바닥을 위로 향하고
상체를 공 반대쪽으로 틀면서 배꼽을 앞으로 내민다.
원위치로 돌아온다.

# 안쪽넓은근을 누르자!

앞

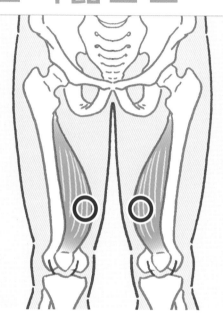

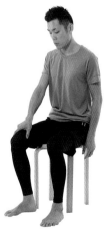

### 발견 POINT

안쪽넓은근은 의자에 앉으면 찾기 쉽다. 무릎에 손을 올리고 엄지손가락으로 허벅지 안쪽을 더듬으면 만져지는 단단한 곳이다. 무릎을 펴면 더욱 단단해진다.

# 엄지손가락으로 누르면서 무릎을 뻗는다

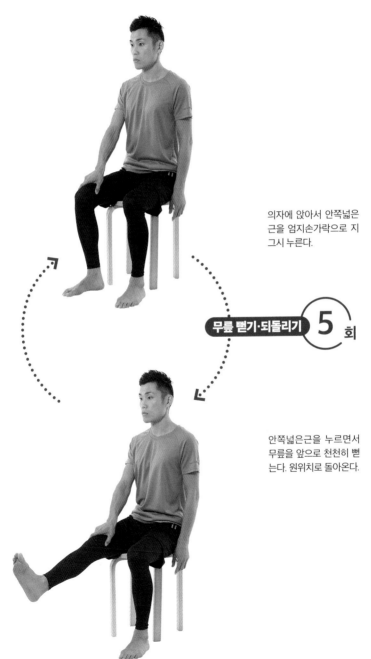

의자에 앉아서 안쪽넓은 근을 엄지손가락으로 지그시 누른다.

**무릎 뻗기·되돌리기** (5)**회**

안쪽넓은근을 누르면서 무릎을 앞으로 천천히 뻗는다. 원위치로 돌아온다.

## 허리 통증, 남 일이 아니었다

고등학생 시절 유도부 합숙 도중에 허리 부상을 입었다. 병원에서는 뼈에 문제가 없다며 찜질과 진통제를 처방해줬다. 일시적으로는 통증이 멎었다. 하지만 금방 다시 아파오곤 했다.

이름난 정골원에 다닌 것을 시작으로 갖가지 치료를 해봤지만 허리 통증은 사라지지 않았다. 그때 진심으로 생각했다.

'요통을 이 세상에서 없애고 싶다.'

통증으로 괴로워하는 환자들은 과거의 나 자신이다. 지독한 고통에서 어떻게든 해방시켜 주고 싶다! 그런 간절한 마음이 나를 치료사의 길로 이끌었다.

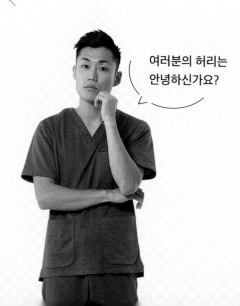

여러분의 허리는
안녕하신가요?

# PART

# 4

# 어깨가 아플 때
## (사십견·오십견)

어깨 통증은 관절에서 유래한다. 흔히 사십견 또는 오십견이
라고 불리는, 팔을 들려고 할 때 어깨에 나타나는 통증이다.
어깨결림을 방치해도 만성 질환으로 이어질 수 있으니, 상황
이 더 나빠지기 전에 트리거 포인트를 이완하여 통증의 원인
을 해소하자.

# 통증의 원인은
# 움직이지 않는 어깨뼈!

어깨는 어깨관절이 독립적으로 움직이는 것이 아니라, 서로 연결되어 있는 어깨뼈가 함께 움직인다.

어깨와 팔을 잇는 어깨위팔관절의 가동범위는 120도다. 그런데 팔은 180도 올라간다. 어깨뼈가 움직이면서 나머지 3분의 1인 60도만큼 팔이 움직이도록 돕기 때문이다. 하지만 어깨뼈가 고정된 상태에서 억지로 팔을 들려고 하면, 어깨 관절이 과도하게 움직여서 통증이 발생한다.

그렇다면 어깨뼈가 움직이지 못하는 이유는 무엇일까? 팔이 안쪽으로 틀어진 채 굳어 있기 때문이다. 팔이 틀어져 있으면 어깨뼈는 움직이지 않고 팔은 올라가지 않는다.

통증의 근본 원인을 해결하려면 어깨뼈는 물론 안쪽으로 틀어진 채로 고정된 팔근육까지 부드럽게 풀어주어야 한다.

# 어깨관절은 120도까지 올라간다

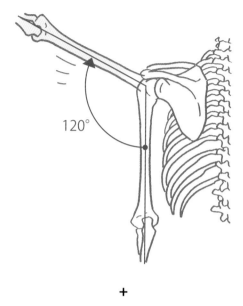

+

# 어깨뼈가 움직이며 60도만큼 더 올라간다

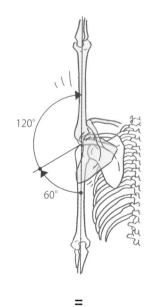

=

# 팔이 180도 올라간다

# 트리거 포인트를 누른다

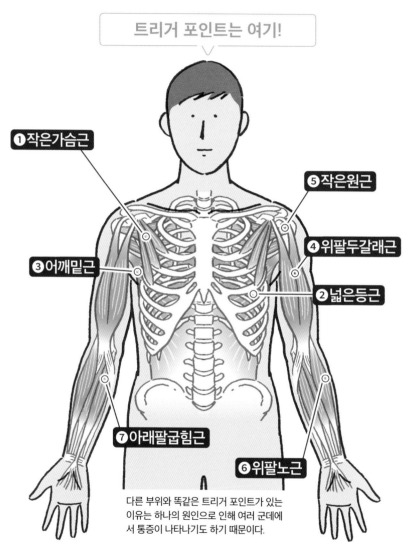

트리거 포인트는 여기!

❶작은가슴근

❸어깨밑근

❺작은원근

❹위팔두갈래근

❷넓은등근

❼아래팔굽힘근

❻위팔노근

다른 부위와 똑같은 트리거 포인트가 있는
이유는 하나의 원인으로 인해 여러 군데에
서 통증이 나타나기도 하기 때문이다.

## 일곱 가지 트리거 포인트를
## 효과가 높은 순서대로 풀어가자.

# ✓ 자 가 진 단

팔은 180도 올라가지만
이런 통증을 느낀다면?

| 뒤통수에 손을 대면 | 팔을 등 뒤로 돌리면 |
|---|---|
| 어깨가 아프다 | 어깨가 아프다 |

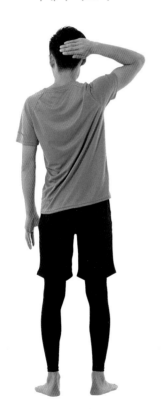
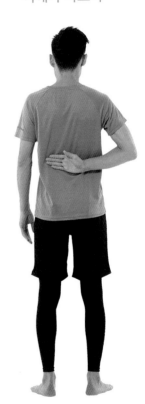

## 위와 같은 증상이 나타난다면 어깨 건강 적신호!
## 사십견·오십견 위험군이다.

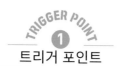

# 작은가슴근을 누르자!

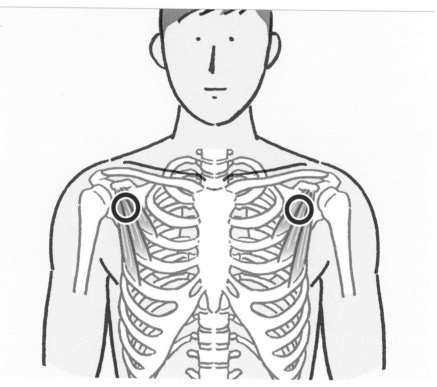

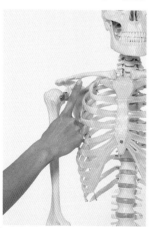

## 발견 POINT

작은가슴근은 빗장뼈(쇄골) 아래에서 어깨 방향에 있다. 약간 우묵하게 들어가 있고 만져보면 단단하게 응어리져 있다.

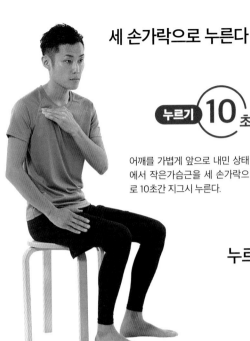

# 세 손가락으로 누른다

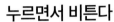

**누르기 10초**

어깨를 가볍게 앞으로 내민 상태에서 작은가슴근을 세 손가락으로 10초간 지그시 누른다.

# 누르면서 비튼다

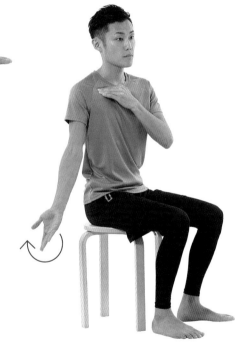

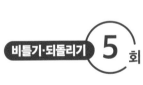

**비틀기·되돌리기 5회**

작은가슴근을 누르면서 손을 바깥쪽으로 비튼다. 원위치로 돌아온다.

**치료사의 한마디!**

한 군데를 누를 때마다 자가진단 동작을 반복하며 아픈 정도를 확인하자. 통증이 가벼워졌다면 트리거 포인트를 제대로 눌렀다는 뜻이다. 통증이 그대로라면 다시 한번 정확한 트리거 포인트를 확인해 보자.

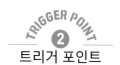

# 넓은등근을 누르자!

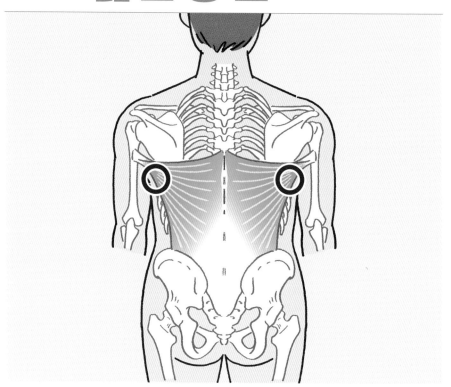

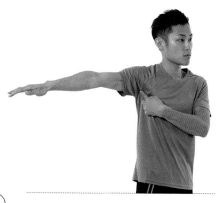

**발견 POINT**

넓은등근은 겨드랑이 아래 근육이다. 팔을 옆으로 들어 올리고 안쪽으로 약간 비틀면 단단해진다. 어깨뼈 방향으로 겨드랑이 안쪽에 최대한 가까운 곳이다.

목과 허리의 트리거 포인트이기도 해서, 여기를 누르면 목과 허리 통증도 완화된다.

# 팔을 비튼 상태로 누른다

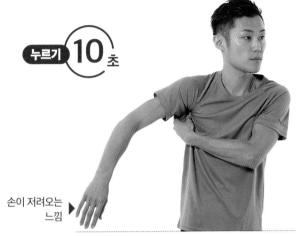

누르기 **10**초

손이 저려오는
느낌 ▶

팔을 안쪽으로 비튼 상태에서 엄지와 검지로 넓은등근
을 잡고, 쥐어짜는 느낌으로 10초간 누른다.

# 누르면서 더욱 비튼다

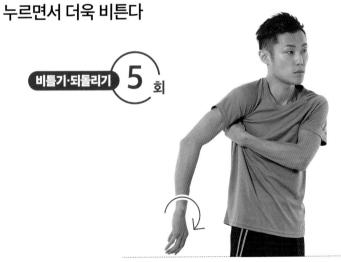

비틀기·되돌리기 **5**회

넓은등근을 누르면서 팔꿈치를 가볍게 돌려 손을 안쪽
으로 더욱 비튼다. 원위치로 돌아온다.

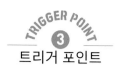

# 어깨밑근을 누르자!

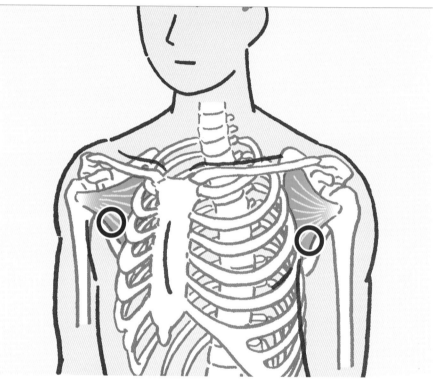

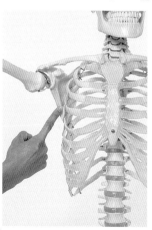

## 발견 POINT

어깨밑근은 어깨뼈 안쪽에 붙어 있는 근육이다. 팔을 옆으로 올리고 안쪽으로 살짝 비틀면 가장자리 부분이 드러난다. 어깨의 트리거 포인트이기도 하므로, 여기를 누르면 어깨 통증 완화에도 효과가 있다.

# 엄지손가락으로 누른다

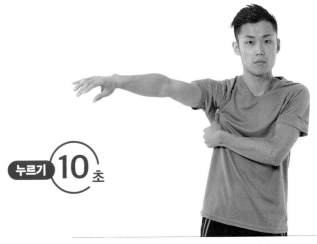

누르기 **10** 초

팔을 옆으로 들어 올리고 안쪽으로 약간 비튼 상태에서
어깨밑근을 엄지손가락으로 10초간 지그시 누른다.

# 누르면서 비튼다

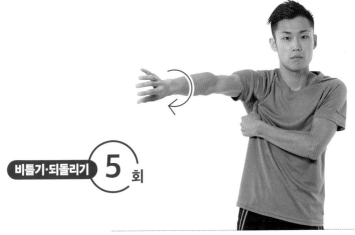

비틀기·되돌리기 **5** 회

어깨밑근을 누르면서 팔을 조금 더 안쪽으로 천천히 비
튼다. 원위치로 돌아온다.

# 위팔두갈래근을 누르자!

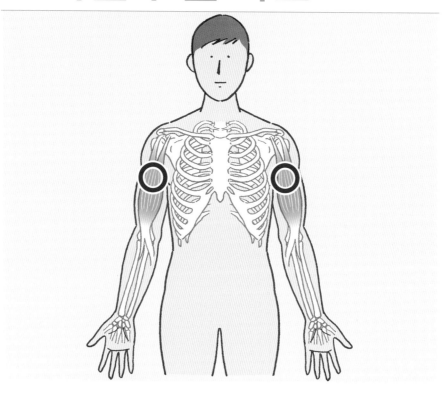

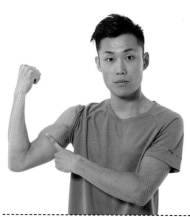

발견 POINT

위팔두갈래근은 어깨부터 팔
까지 이어지는 알통 근육이다.
팔꿈치를 굽히고 팔에 힘을 주
면 볼록하게 솟아오른다.

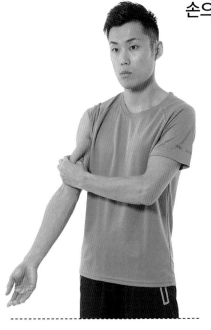

# 손으로 쥐고 누른다

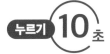 누르기 **10** 초

팔을 편 상태에서 엄지와 나머지
네 손가락으로 위팔두갈래근을
꼬집듯이 10초간 누른다.

# 누르면서 손을 비튼다

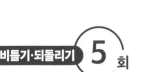 비틀기·되돌리기 **5** 회

위팔두갈래근을 누르면서 손을
안쪽으로 비튼다. 원위치로 돌아
온다.

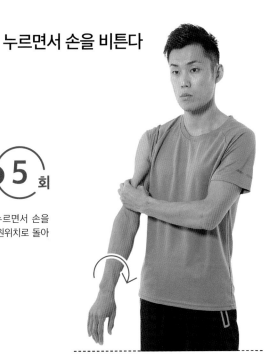

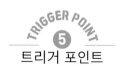

# 작은원근을 누르자!

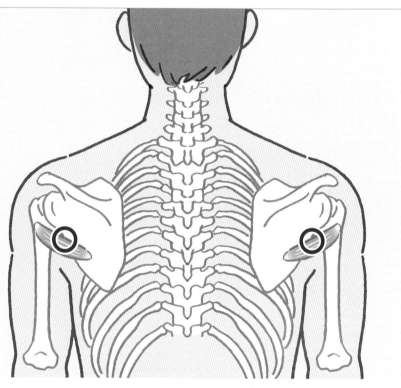

발견 **POINT**

작은원근은 어깨뼈 바깥쪽에
있다. 팔을 올렸을 때 팔 라인
과 등 라인이 이루는 각 아래
쪽의 우묵한 부분이다.
목의 트리거 포인트이기도 하
므로, 여기를 누르면 목 통증
완화에도 효과가 있다.

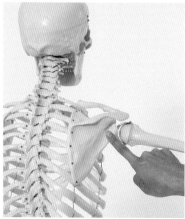

손가락 대신
테니스공을 써보자.
공을 스타킹에 넣어서 사용
하면 더욱 간편하다.

▼

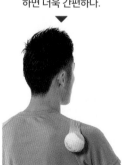

# 공을 대고
# 벽에 기대어 누른다

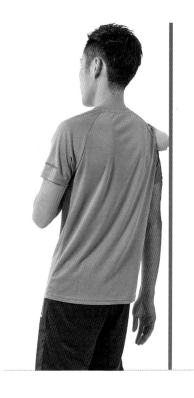

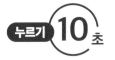

누르기 **10**초

작은원근에 공을 대고 그
대로 벽에 기대어 10초간
누른다.

# 팔을 비튼다

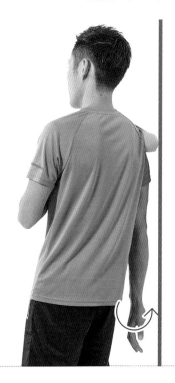

비틀기·되돌리기 **5**회

공을 누르면서 벽 쪽 팔을
몸 안쪽으로 비튼다. 원위
치로 돌아온다.

# 위팔노근을 누르자!

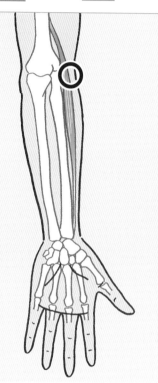

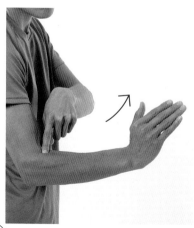

## 발견 POINT

위팔노근은 팔꿈치부터 손목
까지 걸쳐 있는 근육이다. 팔
을 굽혔을 때 엄지손가락 쪽에
서 팔꿈치 부근으로 가면 있으
며, 엄지손가락을 올리면 단단
해진다.

# 팔을 굽힌 상태에서 엄지손가락으로 누른다

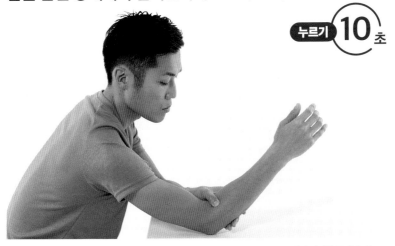

누르기 **10** 초

팔꿈치를 구부려서 평평한 곳에 올리고
위팔노근을 엄지손가락으로 10초간 지그시 누른다.

# 누르면서 비튼다

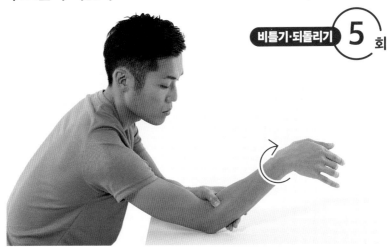

비틀기·되돌리기 **5** 회

위팔노근을 누르면서 손바닥이 아래를 향하도록 손을 비튼다.
원위치로 돌아온다.

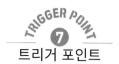

# 아래팔굽힘근을 누르자!

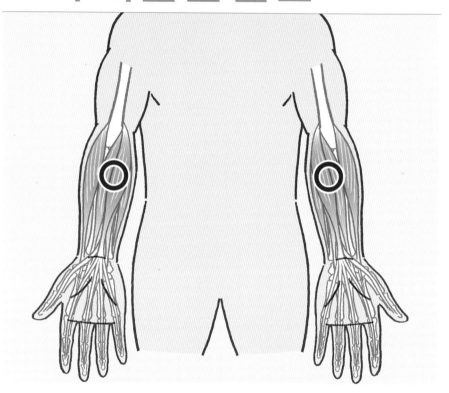

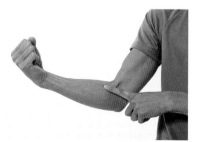

## 발견 **POINT**

아래팔굽힘근은 손과 팔꿈치 사이에 위치한다. 주먹을 쥐고 위로 올리면 단단해지는 부분이다. 손을 안쪽으로 비틀어도 단단해진다. 목의 트리거 포인트이기도 하므로, 여기를 누르면 목 통증 완화에도 효과가 있다.

## 엄지손가락으로 누른다

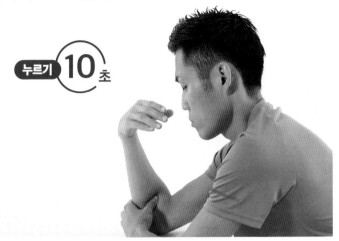

누르기 **10**초

팔꿈치를 구부려서 평평한 곳에 올리고 아래팔굽힘근을
엄지손가락으로 10초간 누른다.

## 누르면서 비튼다

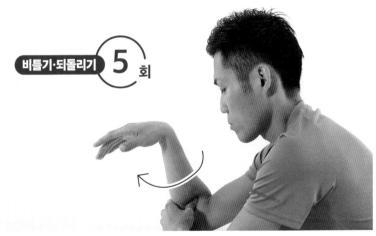

비틀기·되돌리기 **5**회

아래팔굽힘근을 누르면서 손을 안쪽으로 비튼다.
원위치로 돌아온다.

# STEP 2 통증 부위의 혈류를 높인다

## 긴갈래힘줄을 누르자!

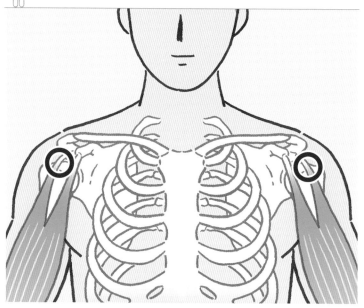

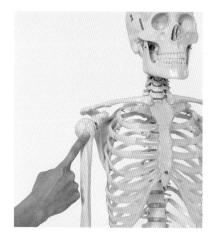

**발견 POINT**

긴갈래힘줄은 어깨 앞쪽에 있으며 만져보면 단단하게 뭉쳐 있다. 위팔두갈래근을 구성하는 두 갈래 근육 중 바깥쪽 근육에 붙어 있는 힘줄이다.

# 세 손가락으로 누르면서 손바닥을 위로 올린다

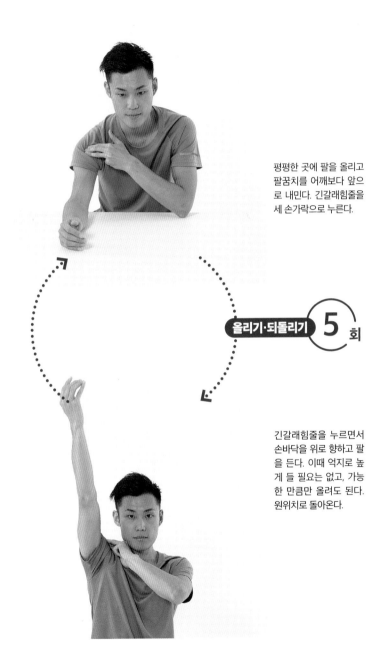

평평한 곳에 팔을 올리고 팔꿈치를 어깨보다 앞으로 내민다. 긴갈래힘줄을 세 손가락으로 누른다.

올리기·되돌리기 **5**회

긴갈래힘줄을 누르면서 손바닥을 위로 향하고 팔을 든다. 이때 억지로 높게 들 필요는 없고, 가능한 만큼만 올려도 된다. 원위치로 돌아온다.

# 어깨뼈 돌리기

손을 바깥쪽으로 비틀어서 팔이 쉽게 올라가도록 돕는 트레이닝이다.

팔을 올릴 때 어깨가 아픈 사람이라면 손을 바깥쪽으로 비트는 동작 또한 어려울 것이다.

우선 트리거 포인트 이완을 통해 안쪽으로 틀어진 채 굳어버린 팔 근육을 충분히 풀어주어야 한다. 통증이 완화되고 손이 바깥으로 잘 비틀어지면 다음 설명을 따라 아픈 쪽 어깨를 다섯 번 돌려보자.

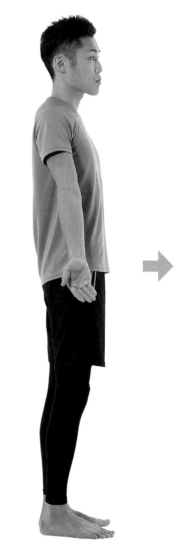

양손을 옆으로 내리고 똑바로 선다. 아픈 쪽 손을 바깥쪽으로 비튼다.

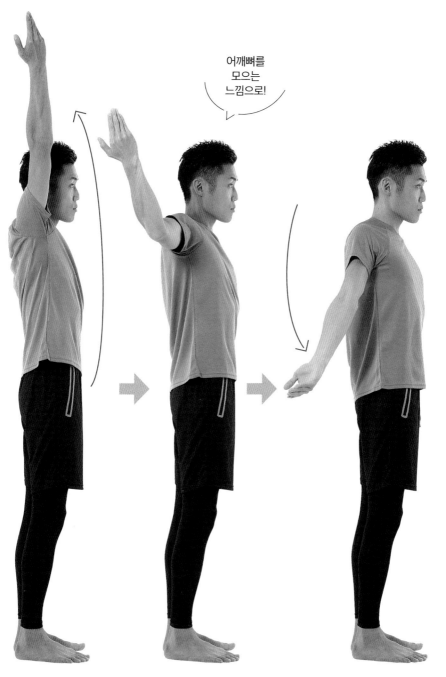

어깨뼈를
모으는
느낌으로!

손을 비튼 상태에서 큰 반원을 그리듯이 팔을 앞에서부터 위로 올린다.

팔꿈치를 가볍게 굽히면서 어깨뼈를 모으듯 팔을 뒤로 민다.

팔을 사선 방향 뒤로 비틀며 천천히 내린다.

## 평일에는 접골원, 주말에는 세미나, 쉴 틈 없던 시절!

고등학교를 졸업한 후 전문학교에서 유도정복사(유도의 활법 기술을 응용하여 근골격계 질환을 치료하는 수기치료사 – 옮긴이) 자격을 취득하고 접골원에서 일하기 시작했다.

허리 통증이나 어깨결림으로 괴로워하는 환자들이 찾아오면 통증을 호소하는 부위를 중심으로 시술했지만 효과는 눈에 띄지 않았다.

좀 더 깊게 공부할 필요를 느낀 나는 평일에는 접골원에서 환자를 치료하고 주말에는 여러 세미나를 찾아다니며 공부했다.

그 과정에서 현재 나의 치료이론에 토대가 된 사고방식 '원인과 결과'를 접했고, 인접한 관절의 운동 상호작용을 설명하는 운동연쇄kinematic chain 개념을 바탕으로 독자적인 치료법 '트리거 포인트 이완'을 개발하여 정체원을 열기에 이르렀다.

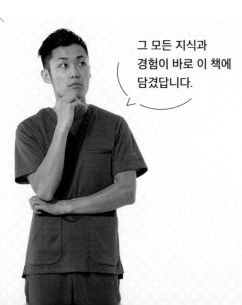

그 모든 지식과
경험이 바로 이 책에
담겼답니다.

# 엉덩관절이
# 아플 때

엉덩관절(고관절) 통증은 관절에서 유래한다. 엉덩관절이 아파서 병원에 가면 관절이 변형되어 있다거나 수술이 필요하다는 말을 듣기도 한다. 그런데 사실 진짜 문제는 뼈가 아니라 뼈 주위에 있는 근육이다. 인공관절 수술을 선택하기 전에 트리거 포인트를 이완하여 통증의 원인을 제거하자.

# 통증의 원인은 틀어진 엉덩관절

무릎을 들 때 엉덩관절이 뭉친 듯한 통증을 느끼는 사람이 굉장히 많다.

엉덩관절은 넙다리뼈 위쪽 끝에 있는 공 모양 넙다리뼈머리와 골반에서 그릇 역할을 하는 절구가 한 쌍으로 이루는 절구관절ball-and-socket joint이다. 이 관절은 원래 다리를 밖으로 열거나 트는 움직임을 담당한다.

무릎을 올릴 때, 엉덩관절은 바깥으로 열린 다음에 틀어져야 한다. 그런데 엉덩관절이 바깥으로 열리지 않으면, 넙다리뼈와 골반이 부딪혀서 통증이 발생한다.

그렇다면 엉덩관절이 열리지 않는 이유는 무엇일까? 무릎이 안쪽으로 틀어진 상태에서 근육이 굳어버렸기 때문이다.

엉덩관절이 자연스럽게 열리도록 무릎을 틀고 있는 근육을 부드럽게 풀어주자.

엉덩관절이 바깥으로
잘 열린다

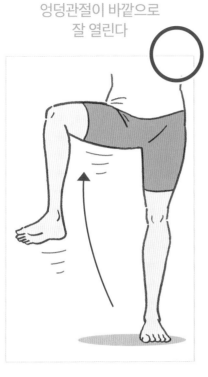

엉덩관절이 바깥으로
열리지 않는다

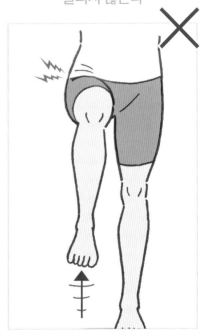

넙다리뼈와 골반이
부딪히지 않는다

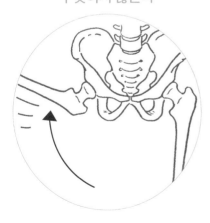

넙다리뼈와 골반이 부딪혀서
통증이 발생한다

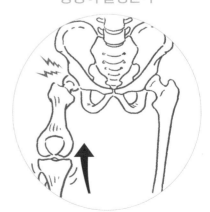

# STEP 1 트리거 포인트를 누른다

트리거 포인트는 여기!

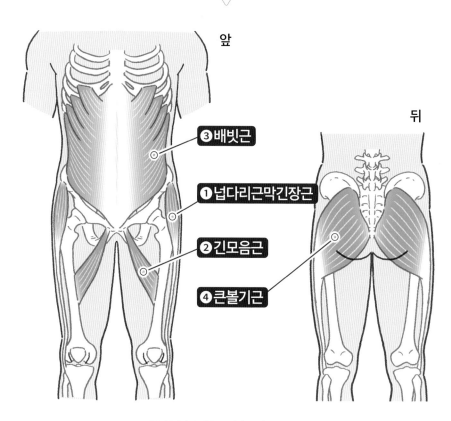

앞

뒤

**❸ 배빗근**

**❶ 넙다리근막긴장근**

**❷ 긴모음근**

**❹ 큰볼기근**

다른 부위와 똑같은 트리거 포인트가 있는
이유는 하나의 원인으로 인해 여러 군데에
서 통증이 나타나기도 하기 때문이다.

## 네 가지 트리거 포인트를
## 효과가 높은 순서대로 풀어가자.

## 자가진단

의자에 앉아 허벅지를 올리면서 엉덩관절을 구부린다.
뭉친 느낌이 들거나 통증이 있는 쪽부터 누르자.

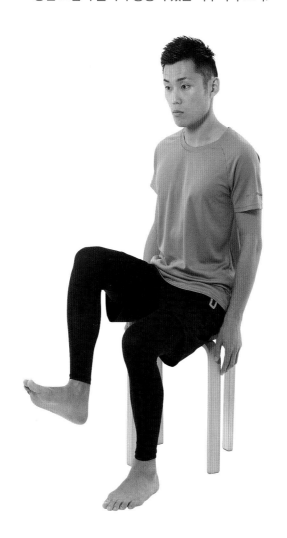

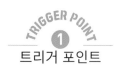
# 넙다리근막긴장근을 누르자!

앞

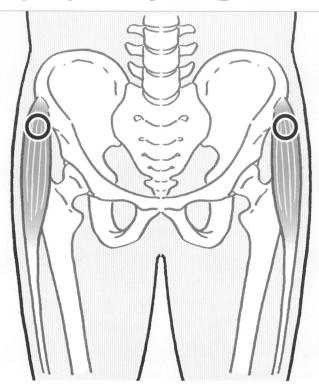

**발견 POINT**

넙다리근막긴장근은 허리에 손
을 올리면 골반 앞쪽에 만져지
는 튀어나온 뼈(위앞엉덩뼈가시)
와 허벅지 시작 부분에서 몸 바
깥쪽으로 튀어나온 뼈(큰돌기)
사이에 있는 근육이다.
허리와 무릎의 트리거 포인트
이기도 하므로, 여기를 누르면
허리와 무릎 통증도 완화된다.

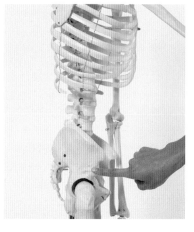

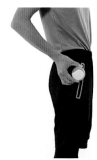

# 바닥에 누워서 공을 댄다

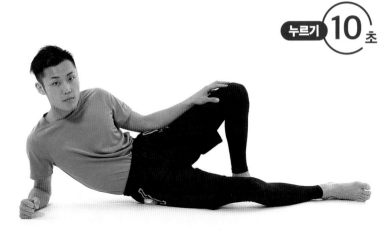

**누르기 10초**

바닥에 옆으로 누워서 팔꿈치로 바닥을 짚고 넙다리근막긴장근에
공을 댄다. 공에 체중을 실어 10초간 누른다.

# 몸을 틀면서 배꼽을 앞으로 내민다

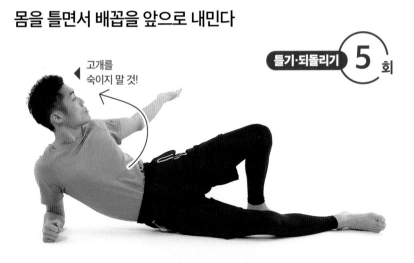

고개를
숙이지 말 것!

**틀기·되돌리기 5회**

공에 체중을 실은 상태에서 몸 위쪽 팔의 손바닥을 위로 향하고
상체를 공 반대쪽으로 틀면서 배꼽을 앞으로 내민다. 원위치로 돌아온다.

**치료사의 한마디!**

한 군데를 누를 때마다 자가진단 동작을 반복하며 아픈 정도를
확인하자. 통증이 가벼워졌다면 트리거 포인트를 제대로 눌렀
다는 뜻이다. 통증이 그대로라면 다시 한번 정확한 트리거 포인
트를 확인해 보자.

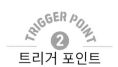

# 긴모음근을 누르자!

앞

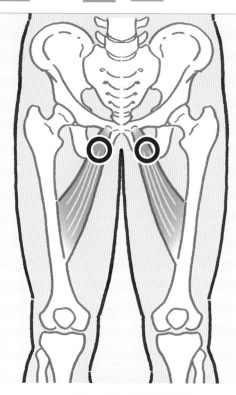

발견 POINT

긴모음근은 허벅지 안쪽 면에서 엉덩관절 방향 한가운데에 있다. 근육이 불거져 있어서 만져보면 단단하게 뭉쳐 있다. 무릎의 트리거 포인트이기도 해서, 여기를 누르면 무릎 통증도 가벼워진다.

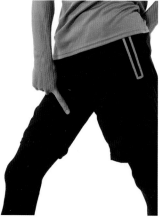

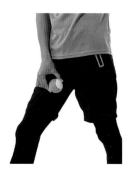

# 공을 대고 양손으로 누른다

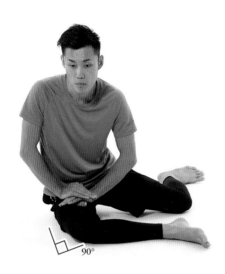

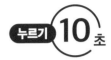

누르기 **10** 초

바닥에 앉아서 무릎을 90도로 굽히고 바깥쪽으로 내린 다음 긴 모음근에 공을 댄다. 양손을 포개서 체중을 실어 공을 10초간 누른다.

# 몸을 틀면서 앞으로 숙인다

고개를 숙이지 말 것!
▼

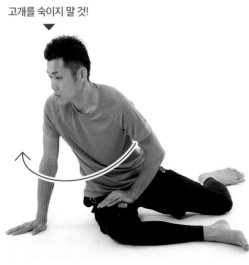

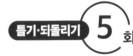

틀기·되돌리기 **5** 회

공을 댄 쪽 손으로 바닥을 짚고, 상체를 바깥쪽으로 틀면서 앞으로 숙여 공에 체중을 싣는다. 원위치로 돌아온다.

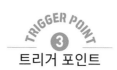

# 배빗근을 누르자!

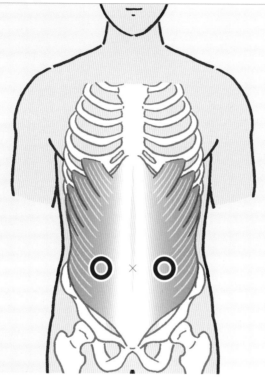

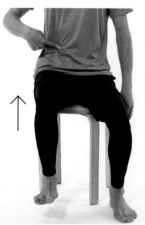

### 발견 POINT

배빗근은 앉아서 찾으면 쉽게 찾을 수 있다. 배꼽에서부터 옆으로 더듬어가다 보면 나오는 배근육의 바깥쪽 끝 지점이다. 무릎을 들면 단단해진다. 허리의 트리거 포인트이기도 해서, 여기를 누르면 허리 통증 완화에도 도움이 된다.

## 등을 말고
## 양손의 세 손가락으로 누른다

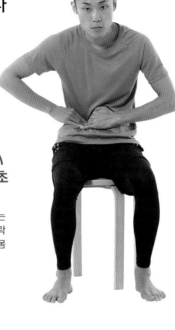

 누르기 **10** 초

배빗근에 세 손가락을 찔러 넣는
다. 등을 둥글게 말고 세 손가락
위에 반대쪽 손가락을 겹쳐서 몸
뒤쪽을 향해 10초간 누른다.

## 몸을 비틀면서 앞으로 숙인다

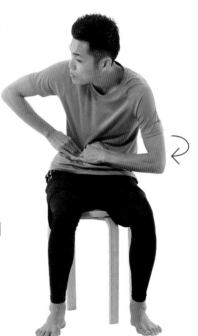

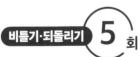 비틀기·되돌리기 **5** 회

배빗근을 누른 상태에서, 누르는
쪽으로 상체를 비틀면서 살짝 앞으
로 숙인다. 원위치로 돌아온다.

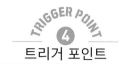
# 큰볼기근을 누르자!

뒤

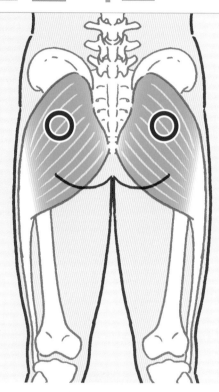

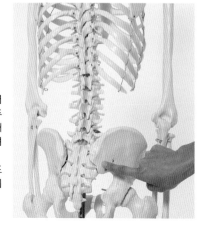

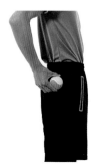

## 발견 POINT

큰볼기근은 엉덩이 위쪽 튀어
나온 뼈(위뒤엉덩뼈가시)에서 두
손가락 폭만큼 바깥쪽을 향해
비스듬히 내려가면 있다. 만져
보면 단단하게 뭉쳐 있다.
허리의 트리거 포인트이기도
하므로, 여기를 누르면 허리
통증도 완화된다.

# 바닥에 누워서 공을 댄다

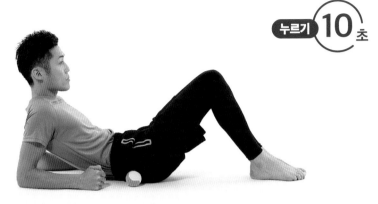

**누르기** **10**초

바닥에 누워서 큰볼기근에 공을 댄다.
양 팔꿈치로 바닥을 짚고 공에 체중을 실어 10초간 누른다.

# 누르면서 더욱 비튼다

**비틀기·되돌리기** **5**회

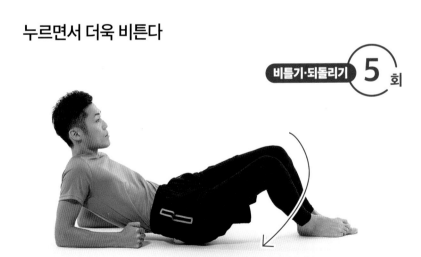

공을 댄 쪽으로 양 무릎을 기울여서 공에 체중을
더욱 강하게 싣는다. 원위치로 돌아온다.

# 넙다리근막긴장근을 누르자!

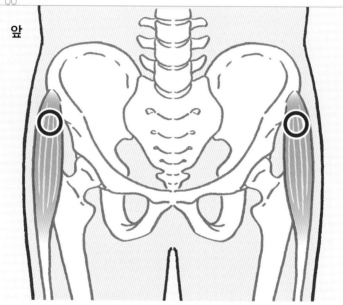

앞

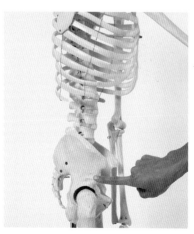

**발견 POINT**

넙다리근막긴장근은 허리에 손을 올리면 골반 앞쪽에 만져지는 튀어나온 뼈(위앞엉덩뼈가시)와 허벅지 시작 부분에서 몸 바깥쪽으로 튀어나온 뼈(큰돌기) 사이에 있는 근육이다.

# 엄지손가락으로 누르면서,
# 상체를 반대쪽으로 틀고 기울인다

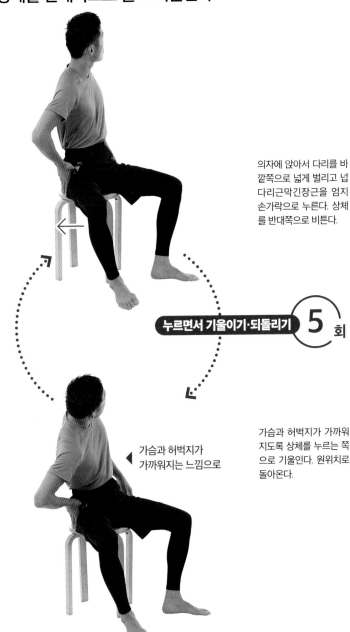

의자에 앉아서 다리를 바깥쪽으로 넓게 벌리고 넙다리근막긴장근을 엄지손가락으로 누른다. 상체를 반대쪽으로 비튼다.

누르면서 기울이기·되돌리기 **5** 회

가슴과 허벅지가 가까워지는 느낌으로

가슴과 허벅지가 가까워지도록 상체를 누르는 쪽으로 기울인다. 원위치로 돌아온다.

# 엉덩관절 열기

안쪽으로 틀어진 채 뻣뻣하게 굳은 엉덩관절을 열어서 자연스럽게 바깥으로 열리고 틀어지도록 돕는 재활치료 동작이다.

엉덩관절이 아픈 사람이라면 다리를 반대쪽 무릎에 올리는 자세 자체가 어려울 것이다. 하지만 당황하거나 억지로 자세를 만들 필요는 없다.

먼저 다리가 편안히 올라가도록 트리거 포인트를 이완하여 굳은 근육을 부드럽게 풀어준 다음, 한쪽씩 차례차례 엉덩관절을 열어보자.

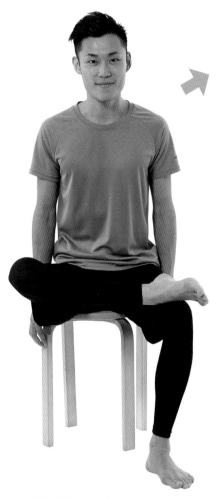

다리를 벌리고 의자에 걸터앉아서 오른발 복사뼈를 왼쪽 무릎에 올린다.

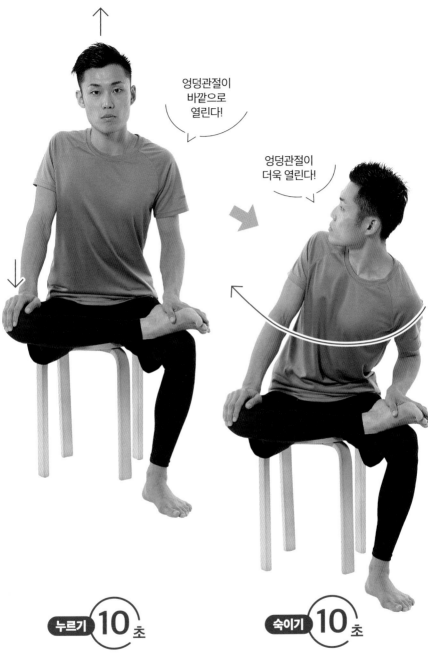

엉덩관절이
바깥으로
열린다!

엉덩관절이
더욱 열린다!

누르기 **10**초

오른손으로 오른쪽 무릎을 누르
면서 상체를 곧게 세운 다음 배를
앞으로 10초간 내민다. 살짝만
내밀어도 된다.

숙이기 **10**초

무릎을 누른 쪽으로 상체를 틀면서
앞으로 숙이고 10초간 유지한다.

( 잠깐만요! )

## 해부학을 배우며 매일 조금씩 나아간다!

이 세상에서 통증을 없애고 싶다.

치료사가 되기로 결심한 순간부터 이 생각은 줄곧 변함이 없다.

의사면허가 없어도 직접 실습할 수 있는 하와이 대학교 해부 세미나
에 참가하여 인체 구조를 실제로 확인하는 등, 지금도 한걸음씩 착실
히 나아가고 있다.

통증에 시달리는 모든 사람이 올바른 셀프케어를 몸에 익혀서 치료를
받을 필요가 없어지기를 바란다.

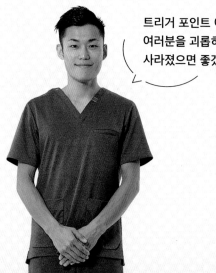

트리거 포인트 이완을 통해
여러분을 괴롭히는 통증이
사라졌으면 좋겠습니다.

# 생활습관 바로잡고
# 통증 없는 몸 만들기

물을 퍼내서 통증을 잡는 것이 트리거 포인트 이완이라면, 수
도꼭지를 잠가 통증의 원인을 없애는 것은 자세 교정이다.
일상 속에서도 몸을 바르게 사용하도록 동작 하나하나를 의
식적으로 다듬다 보면 통증의 완치에 다다를 수 있다.

# 바르게 서는 법

62~63페이지에 있는 '바른 자세를 만든다'를 참고하여, 반드시 골반을 똑바로 세우고 나서 시작하자. 올바른 자세로 섰을 때 몸이 어딘가 불편한 사람은 골반을 아무리 똑바로 세워도 왼쪽이나 오른쪽으로 틀어진다. 무게중심이 좌우 어딘가로 쏠려 있다는 증거다. 틀어진 골반을 교정하고 바르게 서는 방법을 알아보자.

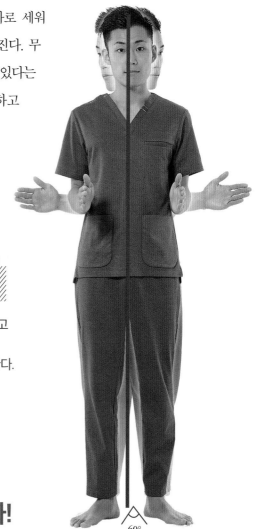

## ✓ 골반 틀어짐 진단

'작은 앞으로나란히' 자세를 취하고
상체를 좌우로 돌려서
어느 쪽으로 돌리기 쉬운지 확인한다.

# 돌리기 쉬운 쪽의
# 반대쪽으로
# 골반이 틀어져 있다!

60°

## 왼쪽으로 돌리기 쉬운 사람
## = 골반이 오른쪽으로 틀어져 있다

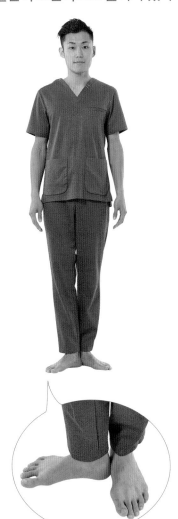

## 오른쪽으로 돌리기 쉬운 사람
## = 골반이 왼쪽으로 틀어져 있다

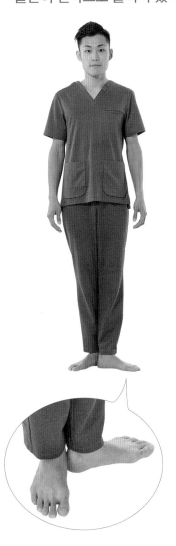

## 오른발을 바깥으로 향하고 선다

오른발을 바깥으로 향하고 서서
오른발 뒤꿈치를 왼발 옆에 붙이
고 엉덩이를 꽉 조인다.

## 왼발을 바깥으로 향하고 선다

왼발을 바깥으로 향하고 서서 왼
발 뒤꿈치를 오른발 옆에 붙이고
엉덩이를 꽉 조인다.

# 바르게 걷는 법

먼저 62~63페이지를 참고하여 골반을 바르게 세우자.

가장 바람직한 걷기 자세는 골반이 똑바로 선 자세다. 즉 '머리가 앞으로 나오지 않고 발끝이 안쪽을 향하지 않는' 상태다.

이러한 자세를 만드는 좋은 방법이 하나 있다. 골반 뒤쪽 가운데에 있는 역삼각형 모양 뼈, 엉치뼈를 누르며 걸으면 된다. 감각을 몸에 익혔다면 손을 떼도 좋다.

골반을 제자리에 고정하면 바른 자세로 걸을 수 있다.

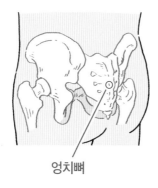

엉치뼈

엉치뼈를 누른다

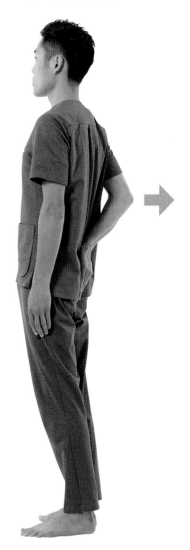

62~63페이지를 참고하여 바른 자세로 서서 엉치뼈를 누른다.

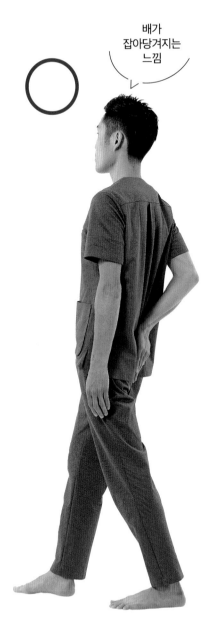

배가
잡아당겨지는
느낌

○

✕ **잘못된 자세**

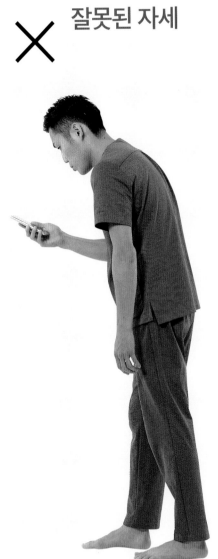

이 자세로 걷는다. 허리가 앞으로
끌려가는 이미지다.

머리와 어깨가 안쪽으로 말리고
등이 둥글게 굽은 데다 발끝이 안
쪽으로 틀어져 있다. 스마트폰을
보며 걷는 모습 그 자체다.

# 바르게 앉는 법

사실 앉은 자세는 그 자체로 몸에 해롭다. 엉덩관절이 굳어버리기 때문이다. 하지만 업무 등의 이유로 어쩔 수 없이 오래 앉아 있어야 하는 사람이라면, 골반이 무너지지 않도록 의식하여 몸에 가해지는 부담을 조금이라도 덜어내자. 또한 30분 이상 앉아 있었다면 트리거 포인트를 이완하여 굳은 근육을 풀어주는 것이 좋다.

**깊이 앉는다**

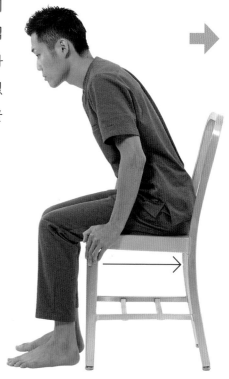

바르게 앉는 자세의 핵심은 의자에 가능한 한 깊이 앉는 것이다. 깊이 앉으면 엉치뼈 위치가 고정되어 골반이 뒤로 무너지지 않는다.

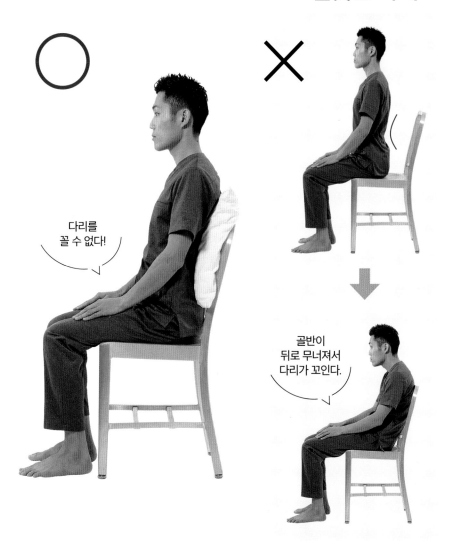

○

×

다리를
꼴 수 없다!

골반이
뒤로 무너져서
다리가 꼬인다.

허리와 등받이 사이 공간에 쿠션
이나 수건을 끼운다. 골반이 곧게
선 자세를 유지할 수 있다.

의자에 걸터앉아 허리를 젖힌 상
태. 유지하기 힘든 자세이기 때문
에 금세 등이 구부러지고 골반이
뒤로 무너진다.

# 바르게 계단 오르내리는 법

계단을 오르내릴 때는 자칫 머리를 앞으로 숙이기 쉽다.

발치를 보며 걸어야 마음이 놓이기는 하지만, 고개를 들고 상체를 세운 상태로 엉덩관절과 엉덩이를 써서 계단을 이용해야 무릎과 허벅지에 부담이 줄어들어서 무릎이 아프지 않다.

안전하게 손잡이를 잡고서 고개를 들고 계단을 이용하자.

 고개를 든 자세

올라가기

엉덩이에 힘을 준 상태로 고개를 들고 엉덩관절과 엉덩이 근육을 사용하여 올라간다.

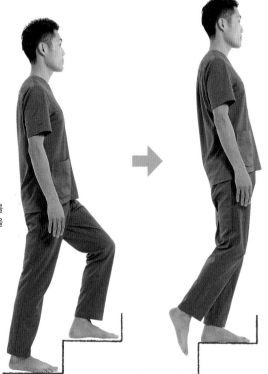

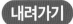

**내려가기**

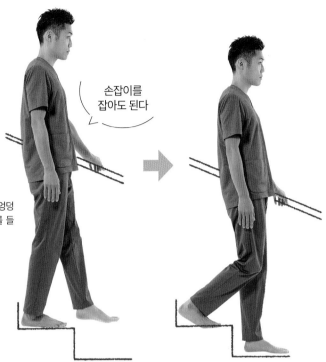

손잡이를 잡아도 된다

안전하게 손잡이를 잡고서 엉덩이에 힘을 준 상태로 고개를 들고 내려간다.

## ✕ 잘못된 자세 고개를 숙인 자세

**올라가기**

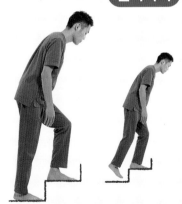

계단을 올라갈 때 고개를 숙이면 무릎과 허벅지를 사용하게 되므로 무릎이 아프다.

**내려가기**

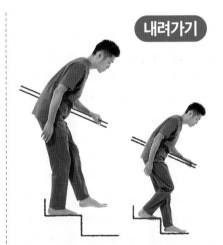

계단을 내려갈 때 고개를 숙이면 몸이 굽고 발끝이 안쪽으로 틀어져서 엉덩관절을 쓰지 못하므로 무릎에 부담이 커진다.

10BYO OSUDAKE! ITAMI WO NAOSU SAIKYO NO SEITAI
SEMERUBEKIHA「TRIGGER POINT」
© Kazuya Sakoda 2020
First published in Japan in 2020 by KADOKAWA CORPORATION, Tokyo.
Korean translation rights arranged with KADOKAWA CORPORATION,
Tokyo through BC Agency.

# 통증이 사라진다!
## 10초 트리거 포인트 누르기

**초판 1쇄 발행** 2021년 3월 16일
**초판 2쇄 발행** 2021년 4월 01일

**지은이** 사코다 카즈야
**옮긴이** 황혜연
**펴낸이** 유정연

**책임편집** 조현주 **기획편집** 장보금 신성식 김수진 김경애 백지선 **디자인** 안수진 김소진
**마케팅** 임충진 임우열 박중혁 정문희 김예은 **제작** 임정호 **경영지원** 박소영

**펴낸곳** 흐름출판(주) **출판등록** 제313-2003-199호(2003년 5월 28일)
**주소** 서울시 마포구 월드컵북로5길 48-9(서교동)
**전화** (02)325-4944 **팩스** (02)325-4945 **이메일** book@hbooks.co.kr
**홈페이지** http://www.hbooks.co.kr **블로그** blog.naver.com/nextwave7
**출력·인쇄·제본** 성광인쇄 **용지** 월드페이퍼(주) **후가공** (주)이지앤비(특허 제10-1081185호)

ISBN 978-89-6596-428-5 03510

- 흐름출판은 독자 여러분의 투고를 기다리고 있습니다. 원고가 있으신 분은 book@hbooks.co.kr로
  간단한 개요와 취지, 연락처 등을 보내주세요. 머뭇거리지 말고 문을 두드리세요.
- 파손된 책은 구입하신 서점에서 교환해 드리며 책값은 뒤표지에 있습니다.

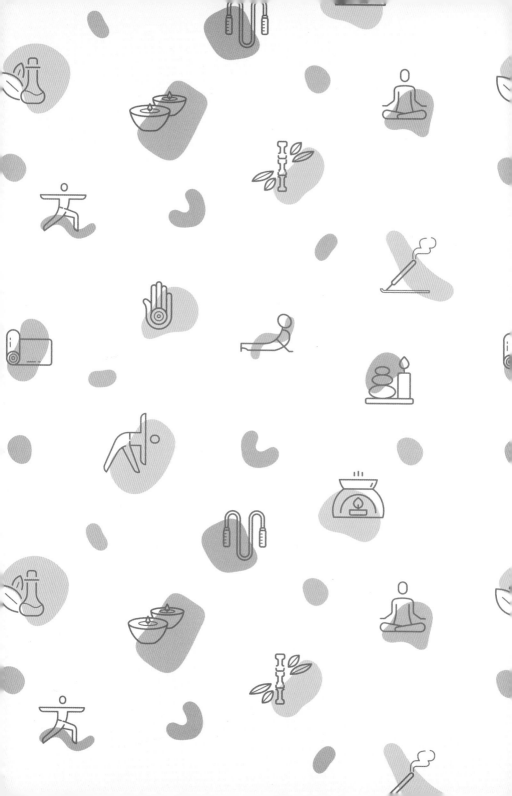